AF503191

LA CURE DES AFFECTIONS CHRONIQUES

DES

VOIES RESPIRATOIRES

A CAUTERETS

(Hautes-Pyrénées)

PAR

Le Dr Achille BOUYER

MÉDECIN EX-INSPECTEUR DES EAUX A CAUTERETS

ANCIEN INTERNE DES HOPITAUX DE PARIS
MÉDAILLE D'OR DE L'ACADÉMIE DE MÉDECINE (1893)
MEMBRE DE LA SOCIÉTÉ DE MÉDECINE ET DE CHIRURGIE DE BORDEAUX
MEMBRE CORRESPONDANT DE LA SOCIÉTÉ DE MÉDECINE DE PARIS,
DE LA SOCIÉTÉ D'HYDROLOGIE DE PARIS
ET DE LA SOCIÉTÉ DES SCIENCES MÉDICALES DE LYON

DEUXIÈME ÉDITION

PARIS

O. DOIN, LIBRAIRE-ÉDITEUR

8, PLACE DE L'ODÉON, 8

1900

LA CURE DES AFFECTIONS CHRONIQUES

DES

VOIES RESPIRATOIRES

A CAUTERETS

DU MÊME AUTEUR

Considérations pratiques sur l'Asthme et son traitement par les eaux d'Amélie-les-Bains.

Étude médicale sur la station hivernale d'Amélie-les-Bains.

L'Inhalation et la Pulvérisation à Cauterets.

Les Eaux sulfureuses dégénérées de Cauterets et leurs applications à certaines névropathies et aux maladies des organes génito-urinaires.

Traitement des Surdités catarrhales à Cauterets.

Traitement de l'Emphysème pulmonaire à Cauterets.

Traitement des affections chroniques de la Gorge et du Larynx à Cauterets.

LA CURE DES AFFECTIONS CHRONIQUES

DES

VOIES RESPIRATOIRES

À CAUTERETS

(Hautes-Pyrénées)

PAR

Le Dr Achille BOUYER

MÉDECIN EX-INSPECTEUR DES EAUX A CAUTERETS

ANCIEN INTERNE DES HOPITAUX DE PARIS
MÉDAILLE D'OR DE L'ACADÉMIE DE MÉDECINE (1893)
MEMBRE DE LA SOCIÉTÉ DE MÉDECINE ET DE CHIRURGIE DE BORDEAUX
MEMBRE CORRESPONDANT DE LA SOCIÉTÉ DE MÉDECINE DE PARIS,
DE LA SOCIÉTÉ D'HYDROLOGIE DE PARIS
ET DE LA SOCIÉTÉ DES SCIENCES MÉDICALES DE LYON

DEUXIÈME ÉDITION

PARIS

O. DOIN, LIBRAIRE-ÉDITEUR

8, PLACE DE L'ODÉON, 8

1900

LA CURE DES AFFECTIONS CHRONIQUES

DES

VOIES RESPIRATOIRES

A CAUTERETS

COUP D'ŒIL SUR LE CLIMAT ET LES SOURCES

Cauterets est situé à 932 mètres au-dessus du niveau de la mer, dans l'une des plus belles et plus pittoresques parties des Pyrénées. Bâtie au fond d'une vallée, dirigée du N.-E. au S.-O. et dominée par des montagnes boisées ou couvertes de pâturages, cette petite ville, d'un aspect propre et coquet, qui compte à peine deux mille habitants, reçoit chaque année quinze à seize mille baigneurs.

Comme tous les climats des hautes vallées, celui de Cauterets présente, pendant l'été, quelques inconvénients tels que des abaissements subits de température, des pluies d'orage plus ou moins fréquentes et des brouillards sur les hauteurs voisines, à la suite des journées chaudes et pluvieuses. A côté de ces inconvénients, il est bon de signaler quelques avantages résultant de l'altitude considérable de la station, de sa situation dans une vallée qui ne présente que des ouvertures étroites et sinueuses au N. et au S., d'où une protection parfaite contre la violence des vents généraux par une ceinture de pics élevés,

Cette absence relative de vents jointe à l'influence de l'altitude et à un état hygrométrique de l'air assez constant (82° à l'hygromètre de Saussure, en moyenne) donnent à l'atmosphère de la station, des qualités toniques et sédatives qui se traduisent par une activité plus grande des fonctions digestives et assimilatrices et par une action favorable sur le système nerveux tendant à amener le retour du sommeil ainsi que la diminution graduelle de l'éréthisme nerveux et circulatoire. Aussi voit-on souvent des convalescents, des enfants lymphatico-nerveux et faibles, des personnes présentant de l'irritabilité nerveuse, liée à l'anémie, ou même des troubles neurasthéniques, se refaire rapidement sous l'influence de cette atmosphère tempérante et essentiellement vivifiante. L'altitude joue un rôle important dans l'action climatérique. Outre la stimulation physiologique qu'elle imprime aux fonctions de nutrition, elle a pour effet d'activer la circulation capillaire, de favoriser le mouvement d'expansion périphérique vers la peau et de contribuer ainsi à la décongestion des organes respiratoires. Elle détermine une plus grande fréquence de la respiration qui se traduit d'abord, chez certains malades (catarrheux ou emphysémateux), par une recrudescence plus ou moins marquée de dyspnée. Ces troubles s'atténuent ensuite progressivement pour faire place à des phénomènes de sédation et même de régularisation des mouvements inspiratoires et expiratoires tendant à accroître l'ampliation pulmonaire. Il n'est pas rare, en effet, de voir des dyspnéiques, qui étaient tourmentés à leur arrivée par la soif d'air, accuser, au bout de quelques jours, une sorte de bien-être respiratoire et chercher à obtenir un nouveau soulagement à leur dyspnée, par l'exercice gradué dans les montagnes déterminant une sorte de gymnastique des muscles de la respiration.

En somme, les conditions atmosphériques de la station peuvent améliorer les fonctions de l'hématose et concourir de cette façon au relèvement de l'état général. Aussi peut-on les considérer comme un précieux adjuvant du traitement thermal dans la cure des affections des voies respiratoires.

La saison des eaux dure quatre mois, du 1er juin au 1er octobre (¹); la durée de la cure varie de trois à quatre semaines.

(¹) Il est bon d'ajouter que les principaux établissements de la station sont ouverts toute l'année et fréquentés, plus spécialement en avril, mai, octobre et novembre, par les malades de la région.

Les mois de juillet et d'août doivent être préférés aux deux autres, sous le rapport de l'égalité et de la douceur de la température, ainsi que de la rareté des journées de pluies et de brouillards. Pendant cette période, les chaleurs sont modérées et rendues très supportables par le refroidissement nocturne qui est très prononcé et fait sentir son influence, le matin et le soir.

En juin et septembre, bien que les écarts de température soient plus accentués et que les pluies d'orage soient plus fréquentes que pendant les autres mois de la saison, on peut faire avec avantage une cure thermale, pourvu qu'on se munisse de vêtements de laine et qu'on observe quelques règles et précautions hygiéniques, au point de vue des sorties du matin et du soir.

Cauterets possède vingt-deux sources dont le débit est d'environ un million et demi de litres d'eau par vingt-quatre heures. Ces sources sont groupées sur les flancs de trois pics assez distants les uns des autres et utilisées dans dix établissements thermaux. Cette disposition particulière ou plutôt cette dissémination des sources donne à la station une physionomie tout à fait spéciale.

Bien que toutes ces sources soient de même nature (sulfurées-sodiques, thermales), elles présentent des nuances de température d'alcalinité et de constitution chimique qui expliquent les différences notables de leurs effets physiologiques et thérapeutiques et aussi leurs appropriations à des états morbides très variés.

Parmi leurs caractères distinctifs, nous devons placer, au premier rang, l'altérabilité plus ou moins grande de leur principe sulfureux qui semble exercer une influence considérable sur leurs propriétés intrinsèques. Ainsi, à côté des sources dont la sulfuration présente une stabilité relative (César, les Espagnols, la Raillère) et 'qui, douées de propriétés plus ou moins excitantes, sont spécialement appliquées aux affections des organes respiratoires, nous trouvons des sources très altérables qui doivent à la transformation plus ou moins complète de leur principe sulfureux en sulfite et hyposulfite de soude, des qualités sédatives qui en font les agents d'une médication vraiment spéciale. Ces eaux, dites dégénérées (le Petit-Saint-Sauveur, le Rocher, le Bois, Pauze-Vieux), qui sont très glairineuses et alcalines, trouvent l'indication de leur emploi dans un grand nombre d'affections dans lesquelles prédomine un élément nerveux ou la tendance à l'irritation. Elles sont spécialement employées pour combattre les principales névropathies rhumatismales et certaines affections des organes génito-urinaires.

Entre ces deux groupes d'eaux nettement caractérisés, nous devons placer le groupe des sources des

Œufs et du Pré, qui semble participer des propriétés
des deux autres et n'a pas de spécialisation bien
déterminée.

Ces eaux, qui possèdent une température élevée
et une sulfuration moyenne, arrivent au lieu d'emploi
à peu près intactes au point de vue de la sulfuration,
mais elles s'altèrent facilement au contact de l'air.
Elles sont douées de propriétés modérément excitantes.
On les emploie en boisson et surtout en bains et
douches pour combattre l'anémie et certaines affections
rhumatismales à marche chronique et à forme atonique
ainsi que les paralysies *a frigore* et par épuisement
nerveux. On les prescrit, en outre, toutes les fois
qu'on craint d'employer d'emblée des eaux trop
excitantes, chez les enfants ou chez les sujets lymphatico-nerveux affaiblis et irritables.

A côté de ces trois groupes d'eaux, nous devons
mentionner, à part, la source de Mauhourat qui,
quoique se rapprochant des précédentes sources par
sa température élevée (5o° C.), sa constitution chimique et l'altérabilité de son principe sulfureux, en
diffère sensiblement par ses propriétés physiologiques
spéciales qui en font une individualité distincte
pouvant répondre à des indications thérapeutiques
multiples et bien déterminées.

Cette eau, qui est uniquement employée en boisson,
possède des propriétés eupeptiques et digestives qui

dérivent principalement de l'action excito-motrice qu'elle exerce sur la contractilité des fibres lisses des organes digestifs. Elle agit avec efficacité sur certaines variétés de dyspepsie et surtout sur les formes atoniques, catarrhales, liées à l'herpétisme ou à l'arthritis.

Employée à doses progressivement élevées, elle est parfaitement tolérée par l'estomac et elle s'élimine rapidement par les reins dont elle augmente l'activité sécrétoire, dans des proportions notables.

Grâce à ses propriétés diurétiques et dépuratives, cette eau peut modifier favorablement la diathèse urique et, en général, les affections dites uricémiques avec déterminations morbides du côté de la peau et des muqueuses,

Elle est bien supportée par les tempéraments irritables et employée avec avantage, conjointement avec les bains d'eaux dégénérées, pour combattre les principales affections catarrhales des organes génito-urinaires.

Enfin on associe journellement son usage à celui de la Raillère, en administrant ces deux eaux à quelques minutes d'intervalle. Cette pratique, qui a été sanctionnée par l'expérience, a sa raison d'être dans les propriétés digestives et tempérantes de Mauhourat.

Pour compléter cet examen rapide de nos sources,

nous devons ajouter que la plupart d'entre elles sont parfaitement aménagées et utilisées sous toutes les formes de l'hydrothérapie thermo-minérale. On conçoit tout le parti qu'on peut tirer, au point de vue thérapeutique, de la réunion d'eaux thermo-sulfureuses variées dont les propriétés intrinsèques sont singulièrement aidées par leurs propriétés secondaires résultant de la diversité de leurs modes d'application.

Nous terminons cet aperçu des nombreuses ressources thérapeutiques de la station, désirant limiter le sujet de ce mémoire au traitement thermal des affections chroniques des organes respiratoires.

Ce travail comprend deux parties : dans la première, nous décrivons les divers modes d'emploi des eaux et leur action; dans la seconde, nous passons en revue les principales affections des organes respiratoires spécialement tributaires des eaux, en précisant les indications pour chaque cas.

PREMIÈRE PARTIE

MODES D'EMPLOI ET ACTION
DES EAUX DE LA RAILLÈRE ET DE CÉSAR
DANS LE TRAITEMENT DES AFFECTIONS
DES ORGANES RESPIRATOIRES

Nos sources les moins altérables, et plus particulièrement La Raillère et César, sont celles qui conviennent d'une façon plus spéciale au traitement des affections catarrhales des organes respiratoires.

Ces eaux, qui sont très digestibles, sont constamment utilisées en boisson; on les prescrit aussi en bains, douches et applications locales (gargarismes, irrigations pharyngiennes et nasales, humages et pulvérisations).

BOISSON

L'administration des eaux en boisson constitue la partie la plus essentielle du traitement des affections catarrhales. C'est, en effet, de leur absorption par les voies digestives que résultent les modifications les plus rapides et les plus complètes des principales fonctions de l'économie, le relèvement de l'état général et la production de réactions salutaires du côté des organes malades.

Leurs premiers effets physiologiques et pathogénétiques se manifestent du côté des organes digestifs et des principaux appareils de sécrétions dont elles développent l'activité fonctionnelle : elles réveillent l'appétit, régularisent les fonctions divestives, augmentent les sécrétions et produisent, suivant les prédispositions et les antécédents du sujet, la constipation ou la diarrhée, le retour de douleurs gastralgiques ou d'anciennes irritations de la muqueuse, etc.

Cette stimulation spéciale et pour ainsi dire physiologique des fonctions digestives et des appareils de sécrétions, tend à accroître et régulariser les mutations nutritives et consécutivement à réaliser cette action à la fois reconstituante et altérante en vertu de laquelle les eaux peuvent combattre efficacement des états morbides variés qui se rattachent à une nutrition ralentie ou troublée.

L'emploi des eaux en boisson détermine également, au bout de quelques jours, des phénomènes de stimulation sur l'appareil circulatoire. Ces phénomènes consistent dans l'accélération des battements du cœur, la fréquence des pulsations du pouls, et l'augmentation d'activité de la circulation capillaire périphérique de la peau et des muqueuses. Ce sont ces effets d'excitation circulatoire qui, en s'exagérant, peuvent donner lieu à de véritables accidents d'inflammation ou de fièvre thermale, dans certaines circonstances. Mais habituellement, lorsque le traitement est modéré et approprié à l'état du sujet, cette action excitante est de courte durée et bientôt remplacée par une action hyposthénisante manifeste.

Du côté de l'appareil respiratoire, on observe des phénomènes d'excitation ou de poussée périphérique dont l'intensité varie suivant les conditions d'excitabilité que l'eau sulfureuse rencontre dans les organes malades.

Cette affinité élective de nos eaux pour l'appareil respiratoire s'explique, quand on songe que la muqueuse aérienne est l'une des principales voies d'élimination du principe sulfureux incomplètement brûlé dans le torrent circulatoire. Elle se traduit par des modifications de quantité et de qualité des sécrétions morbides (¹) et des phénomènes réflexes variables : toux, dyspnée, douleurs sternales, etc. Ce léger mouvement fluxionnaire, qu'on peut appeler pathogénétique, est le plus souvent latent ou insensible chez l'homme sain. En effet, si nous voyons quelquefois les eaux produire artificiellement des phénomènes de catarrhe chez certaines personnes, c'est presque toujours chez celles qui présentent une disposition catarrhale des muqueuses respiratoires.

Ce mouvement fluxionnaire se produit généralement du dixième au douzième jour du traitement et quelquefois à la fin de la cure (²).

Lorsqu'il est trop intense, chez les sujets nerveux excitables ou chez les malades disposés aux congestions et aux phlegmasies, il peut déterminer des accidents sérieux d'hémoptysie ou d'inflammation pulmonaire qui exigent la suspension du traitement.

Dans certains cas, il est très atténué et se traduit alors par une véritable action béchique expectorante.

(¹) Outre ces effets, nous devons signaler le travail de desquamation et de rénovation qui se produit du côté du revêtement épithélial de la muqueuse respiratoire, sous l'action combinée de la boisson et des applications locales de l'eau en gargarismes, humages, pulvérisations, etc.

(²) On peut le voir apparaître après la cure, sous l'influence d'une cause provocatrice (refroidissement, fatigue, etc.), et donner lieu à des phénomènes d'excitation post-thermale plus ou moins intense et généralement de courte durée.

Mais il est rare qu'il fasse complètement défaut chez les personnes qui sont en puissance de catarrhe.

Cette action élective spéciale, qui est une des propriétés caractéristiques de ces eaux employées en boisson, peut être modifiée, dans son expression, par les autres modes de traitement. Elle peut aussi être favorisée par les applications locales de l'eau sulfureuse (gargarismes, humages, pulvérisations), tandis qu'elle est susceptible d'être atténuée par le traitement externe (bains ou douches). Il appartient donc au médecin de diriger ou de modifier le traitement, suivant les indications et les effets obtenus, de façon à régler cette action pathogénétique et à l'empêcher, dans certains cas, de s'accentuer et de se transformer en une excitation inflammatoire. Lorsqu'elle est maintenue dans certaines limites, elle est presque toujours suivie d'effets résolutifs favorables.

L'amélioration qui se produit ainsi à la suite de ces exacerbations locales modérées, a fait dire à quelques médecins que cette action des eaux pouvait être comparée à celle des médicaments substitutifs ou homéopathiques. Il est facile de comprendre que cette prétendue irritation substitutive n'est pas une nouvelle inflammation, mais bien une nouvelle allure imprimée à l'affection qui se prête mieux à la résolution.

Elle n'est qu'un effet du traitement et non un accident nécessaire pour arriver à la guérison. Ce n'est qu'exceptionnellement qu'on peut la provoquer dans certaines maladies torpides qui supportent avec avantage un retour d'acuité. Il y a, du reste, un grand nombre de cas où la guérison se produit sans le secours de cette action substitutive. Il s'agit donc là d'une action anti-catarrhale spéciale, analogue à celle que produisent les médicaments béchiques ou expectorants.

C'est par verres ou fractions de verre qu'on prescrit ces eaux à l'intérieur. On commence généralement par un huitième ou un quart de verre, avant d'arriver aux doses plus élevées.

On associe quelquefois l'eau au lait ou à des sirops, selon les indications qu'on veut remplir. Mais le plus souvent elle est administrée pure, le matin à jeun et l'après-midi, au moins une heure avant le repas ou trois heures après.

BAINS ET DEMI-BAINS

Après la boisson, le bain constitue le moyen de traitement le plus puissant des affections des organes respiratoires. Il agit, en effet, directement sur la surface cutanée qui présente de si importantes connexions physiologiques avec les différents appareils de l'économie et principalement avec l'appareil respiratoire. Appliquées en bains, nos eaux produisent sur le système nerveux central, par l'intermédiaire des nerfs sensitifs de la peau, une stimulation spéciale qui se manifeste par un sentiment de force et de bien-être. Cette action stimulante, qu'on peut attribuer à la température, à la minéralisation et aux courants électriques de l'eau thermale, réagit sur les principales fonctions de l'économie et détermine une action tonique générale qui vient s'ajouter aux effets reconstituants de l'eau prise en boisson.

L'action topique du bain ne se borne pas à ces effets de stimulation générale, elle produit encore, par un phénomène réflexe sur les nerfs vaso-moteurs, un mouvement d'expansion périphérique du réseau capillaire qui a pour effet de régulariser les fonctions sécrétoires de la peau, d'augmenter la tonicité de cette membrane et de la rendre moins impressionnable à l'influence des agents extérieurs.

Certaines circonstances, telles que la température du bain, sa durée, le tempérament et les prédispositions du malade, peuvent exagérer ces effets d'excitation générale et locale et enfin donner lieu à des troubles ou à des accidents variés : insomnie, agitation, courbature, fièvre, rougeur, éruptions ou irritations cutanées.

On peut, dans certains cas, rechercher cette excitation du réseau capillaire pour produire une puissante action révulsive, susceptible d'agir favorablement sur les inflammations catarrhales des organes respiratoires. C'est en vertu de cette action révulsive périphérique et de l'action excitante générale qu'on voit quelquefois se produire, dans le cours du traitement, des manifestations diathésiques extérieures qui peuvent juger l'affection interne.

Dans l'action complexe du bain nous avons négligé de signaler la part qui revient à l'absorption cutanée et pulmonaire des principes minéralisateurs et des vapeurs ou gaz de l'eau sulfureuse. Cette action est, en effet, secondaire et se confond, dans ses résultats, avec celle de la boisson et de l'inhalation.

En somme, nous voyons que les eaux employées en bains peuvent agir indirectement sur l'affection catarrhale, en réveillant les forces vitales de l'économie, en modifiant l'état dyscrasique, en régularisant les fonctions de la peau et en provoquant, du côté de cet organe, une action révulsive et dérivative. Il est inutile d'ajouter que le bain ne peut remplir ces diverses indications que s'il est opportunément appliqué et suffisamment répété, et, si son emploi est exactement réglé, quant à sa température et à sa durée.

. Il est quelquefois mal supporté par certains malades et surtout par les emphysémateux et les tuberculeux. Nous le voyons, en effet, produire, dès les premiers ours, chez les nerveux ou les névropathes, des phénomènes d'excitation générale qui obligent à renoncer à son emploi. Chez la plupart des dyspnéiques et des tuberculeux, l'immersion dans l'eau détermine une sensation de compression plus ou moins douloureuse, des quintes de toux, une accélération et une gêne des mouvements respiratoires, des palpitations de cœur, etc.

C'est pour éviter ces troubles provoqués par le refoulement des liquides circulatoires de la périphérie vers les organes internes que nous substituons le demi-bain au bain, dans la plupart des cas d'affections thoraciques. Ce mode balnéaire a l'avantage de provoquer, sur la moitié inférieure du corps, une révulsion douce sans mélange d'excitation vive. Cette révulsion, qui s'accompagne d'une sensation de bien-être général, a pour effet d'activer sans secousse la circulation, de calmer la dyspnée et de concourir efficacement à la résolution des phlegmasies broncho-pulmonaires.

Le demi-bain doit aussi être préféré à la douche, toutes les fois que l'affection se complique d'une hypertrophie cardiaque ou d'une tendance à l'irritabilité nerveuse, en un mot, dans tous les cas où l'on redoute la moindre action excitante et perturbatrice. Le demi-bain doit avoir généralement une température plus élevée que celle du bain : 35 à 38° C. Sa durée varie de quinze à trente minutes.

Bien que la boisson et le bain constituent la partie capitale de la médication thermale, nous avons souvent recours, dans la cure des affections des organes respiratoires, aux autres modes d'application des eaux.

Hâtons-nous de faire remarquer que dans la partie accessoire ou secondaire de la médication, l'eau de la Raillère ne joue qu'un rôle limité, à cause de sa faible température. Elle ne peut être employée qu'en gargarismes et irrigations naso-pharyngiennes, tandis que l'eau de César, par sa haute thermalité et son abondance, se prête admirablement aux applications en douches, inhalations et pulvérisations.

GARGARISMES ET IRRIGATIONS NASO-PHARYNGIENNES

Le gargarisme, qui constitue le moyen de traitement local le plus habituel des affections de la gorge et du nez, est très usité à Cauterets. Il se pratique dans plusieurs établissements thermaux et plus spécialement à la Raillère, dans des salles spacieuses parfaitement aménagées. Ces salles renferment un grand nombre de cuvettes constamment lavées par une petite nappe d'eau commune et suffisamment isolées les unes des autres par des cloisons verticales.

L'eau appliquée en gargarisme a pour effet de déterger et de lubrifier la muqueuse et consécutivement de modifier sa vitalité et ses sécrétions.

Outre cette action topique favorable, le gargarisme produit une action mécanique résolutive due aux contractions qu'il détermine du côté des muscles de la déglutition. Chaque contraction musculaire exerce une pression sur les glandes et tend à les débarrasser de leurs produits de sécrétion. Cet effet s'explique par la disposition anatomique des fibres musculaires par rapport à l'appareil glandulaire. Aussi est-il bon d'in diquer aux malades la manière de pratiquer le gargarisme pour le rendre aussi efficace que possible. On doit leur recommander de pencher la tête en arrière et, après avoir fait passer le liquide au fond de la gorge, d'avancer légèrement le menton, de faire quelques mouvements de déglutition, **sans bruit de glouglou** et en évitant d'avaler le liquide.

Les gargarismes répétés exercent une influence favorable sur les muscles palatins qui jouent un rôle important dans le mécanisme fonctionnel de la trompe. Ils peuvent, en augmentant leur contractilité, remédier à leur insuffisance dans certains cas de surdité.

Il ne faut pas oublier que l'action topique de l'eau sulfureuse, venant s'ajouter à l'action élective produite par la boisson, peut contribuer à provoquer, sur la muqueuse, une excitation ou réaction congestive plus ou moins intense. Il est donc important de régler l'usage du gargarisme, quant au choix de la source et aux verres d'eau à employer.

Bien souvent il est utile, pour compléter l'action du gargarisme, de conseiller aux malades de renifler, c'est-à-dire d'aspirer l'eau sulfureuse par le nez et de la faire passer en quantité plus ou moins grande dans la gorge pour être rejetée par la bouche.

Dans certains cas, les malades peuvent remplacer ces aspirations par le gargarisme pharyngo-nasal, préconisé par notre ami le Dr Guinier, qui consiste à rendre par le nez une petite quantité d'eau portée dans le fond de la gorge, comme pour se gargariser. Malheureusement, un certain nombre de malades, doués d'une sensibilité exagérée de la gorge et du voile du palais, ne parviennent pas à pratiquer ce genre de gargarisme qui a l'avantage de laver plus complètement le *cavum nasale* et de le débarrasser des mucosités plus ou moins adhérentes qui l'encombrent souvent. Du reste, ces effets s'obtiennent plus facilement par l'emploi des douches nasale et rétro-nasale que nous utilisons journellement pour combattre le coryza chronique et le catarrhe naso-pharyngien.

La *douche* ou *irrigation nasale* se pratique dans les salles de pulvérisation des Thermes et des Néo-Thermes de César, dans celle de l'établissement du Pré et aussi dans deux cabinets spécialement affectés à ce mode de traitement, aux Thermes de la Raillère. Son emploi est soumis à quelques règles ou précautions qu'il est utile d'indiquer aux malades. Ils doivent placer la canule en caoutchouc ou l'embout olivaire dans l'une des narines, en tenant la tête légèrement inclinée en avant et un peu de côté, ouvrir ensuite graduellement le robinet de l'appareil de façon à ce que le liquide arrive d'abord en petite quantité et soit injecté d'avant en arrière et non de bas en haut pour éviter sa pénétration dans les sinus frontaux, toujours extrêmement douloureuse. Le liquide, ainsi projeté, baigne tous les replis et les anfractuosités de la muqueuse nasale, les orifices des trompes, et passe dans la fosse nasale opposée, après avoir traversé le *cavum nasale* complètement fermé à sa partie inférieure par le voile du palais contracté, sous l'influence du contact du liquide, par une action réflexe.

Pour favoriser cette migration du liquide et sa sortie par l'autre narine, il est essentiel que l'ouverture nasale par laquelle on pratique l'irrigation soit complètement obturée par l'embout nasal. Celui-ci doit être placé de façon à ce que son axe corresponde exactement à celui de la fosse nasale. On peut faciliter le mouvement d'élévation du voile du palais en ouvrant largement la bouche et en prononçant la voyelle *a*, ou bien en faisant de larges inspirations suivies d'expirations lentes et prolongées.

Il est souvent utile de conseiller des interruptions plus ou moins fréquentes dans l'application de la douche nasale. Sa durée doit être subordonnée à la tolérance du malade et aux effets obtenus; elle varie habituellement de deux à dix minutes.

Ce mode de traitement produit, sur les muqueuses
olfactive et rétro-nasale, une action détersive et résolutive très puissante. Il débarrasse les cavités nasales et le
pharynx supérieur des croûtes et des mucosités qui les
encombrent; il modifie les sécrétions et tend à favoriser
la cicatrisation des ulcérations, à diminuer le boursouflement, l'épaississement de ces muqueuses et aussi à
dégager les orifices des trompes.

Les premières irrigations nasales sont souvent pénibles à supporter. Elles déterminent, sur la muqueuse
olfactive, des chatouillements et des picotements incommodes. Parfois elles sont suivies d'une sorte de réaction
congestive qui amène tantôt un véritable coryza aigu,
avec écoulement séreux et éternûments répétés, tantôt
un enchifrènement accompagné de sécheresse, et enfin,
dans quelques cas, une augmentation de surdité avec
bourdonnements d'oreilles dus au gonflement de la
muqueuse du pavillon de la trompe. Chez quelques
personnes, elles déterminent une tension douloureuse
du front et même une véritable céphalalgie.

Tous ces effets s'atténuent ordinairement après quelques applications, et la plupart des malades ne tardent
pas à ressentir les bons effets de ce traitement qui se
manifestent par des modifications de l'état pathologique
de la muqueuse et de ses sécrétions.

Hâtons-nous d'ajouter que nous n'avons jamais observé les accidents sérieux, tels que la pénétration du liquide dans les caisses suivie d'otite aiguë, qui ont été signalés par quelques médecins. C'est pour les éviter que nous recommandons aux malades de modérer la force du jet, au moyen du robinet qu'ils doivent tenir entre les doigts pendant la durée de la douche, de diriger la canule horizontalement au lieu de l'introduire verticalement pour leur épargner les pénibles douleurs frontales qui résultent de la pénétration du liquide dans les sinus frontaux. Pour prévenir plus sûrement cet accident, nous leur conseillons souvent la canule coudée du Dᵣ Moure qui est d'un emploi très facile. Nous devons aussi leur conseiller, en cas d'obstruction nasale, de placer la canule dans la narine la plus rétrécie pour éviter les inconvénients qui pourraient résulter de l'accumulation du liquide et de son augmentation de pression amenées par la difficulté de son écoulement.

Il est bon que les malades sachent que l'action de se moucher avec effort, après l'irrigation, peut déterminer l'entrée d'une petite quantité de liquide dans la caisse. Ils doivent se borner à souffler par le nez ou faire quelques expirations brusques, pour désobstruer les fosses nasales.

Enfin, nous devons également les engager à séjourner, pendant un certain temps, dans l'établissement, après la séance d'irrigation, pour éviter à la muqueuse nasale les inconvénients d'une brusque exposition à l'air.

La douche *rétro-nasale*, que nous avons assez souvent l'occasion de prescrire à Cauterets, est indiquée pour exercer une action directe et détersive sur les inflammations du naso-pharynx et de certaines régions (voûte du pharynx, parties supérieures et cavités accessoires des fosses nasales) qui sont difficilement atteintes par la douche nasale antérieure.

Ce mode de traitement exige une éducation spéciale et souvent, au début, l'intervention du médecin qui doit enseigner au malade la façon d'introduire, dans le naso-pharynx, l'embout particulier (canule du Dʳ Moure ou du Dʳ Vacher) qui a été préalablement adapté à l'appareil de douche nasale. Après avoir placé la canule rétro-nasale et avoir engagé le malade à incliner la tête en avant, on ouvre, graduellement et d'une manière intermittente, le robinet de l'appareil, de façon à ce que le liquide revienne par les narines, en passant par les parties postéro-supérieures des fosses nasales.

DOUCHES GÉNÉRALES ET LOCALES

Les douches sont fréquemment employées dans la cure des affections des organes respiratoires, soit comme agent principal pour remplacer le bain dans certains cas, soit comme agent accessoire pour compléter l'action de ce dernier. Les sources de César, des Espagnols et des Œufs sont celles qui se prêtent le mieux, par leur thermalité, leur abondance et leur situation élevée au-dessus des établissements, à ce mode d'application des eaux.

Les douches agissent non seulement par leur thermalité et par le choc (sorte de massage) qu'elles font éprouver à nos organes, mais encore par l'introduction, dans les voies respiratoires, des vapeurs et des gaz qu'elles laissent dégager.

Les douches sont susceptibles de produire des effets très variés, suivant les conditions de leur application. Elles peuvent être générales ou locales et administrées en arrosoir, en jet brisé ou en jet plein.

On les prescrit tempérées, chaudes ou alternativement chaudes et froides, c'est-à-dire écossaises ou jumelles.

La douche est un moyen de stimulation générale qui porte son action principalement sur les systèmes nerveux et circulatoire. Elle peut cependant produire des effets sédatifs, lorsqu'elle est administrée en arrosoir ou en jet brisé, à une température moyenne (tempérée) et pendant un temps très court.

La douche chaude détermine des effets excitants et perturbateurs qui se manifestent par une turgescence générale avec rougeur de la peau, une transpiration plus ou moins abondante, une accélération notable de la circulation, et par des sensations de fatigue générale et de brisement dans les membres. Du reste, la douche chaude est rarement employée seule. On limite souvent son application à la moitié inférieure du corps, en la combinant avec celle d'une douche tempérée destinée à atténuer son action excitante. Dans d'autres cas, on fait suivre son application d'une douche froide (écossaise) ou alternativement chaude et froide (jumelles).

Ces dernières douches sont aussi appelées douches de réaction parce qu'elles amènent une réaction plus intense que les douches ordinaires, par suite des sensations de chaud et de froid qu'elles font éprouver aux parties sur lesquelles on les applique. Leur durée est ordinairement très courte, de deux à quatre minutes. Elles produisent, selon les températures employées, une action tonique et fortifiante et quelquefois une action sédative marquée sur le système nerveux. Elles amènent rarement des transpirations abondantes; aussi conviennent-elles souvent aux personnes dont la susceptibilité nerveuse s'accommoderait mal de la douche chaude ou du bain chaud.

Les douches locales sont employées tantôt comme révulsives, tantôt comme résolutives. Les douches révulsives sont appliquées, suivant les cas, sur la moitié inférieure du corps, sur les jambes et les pieds, ou même sur les pieds seulement. On les administre à une température croissante de 37 à 44° C., de façon à produire, sur les parties inférieures du corps, une action révulsive énergique qui puisse réagir directement sur la congestion laryngo-bronchique ou broncho-pulmonaire.

Cette action révulsive résulte de la suractivité imprimée à la circulation périphérique de la moitié inférieure du corps provoquée directement par la température et le choc de l'eau, et indirectement par l'excitation des extrémités terminales des nerfs sensitifs suivie d'une dilatation réflexe des capillaires et de l'augmentation des sécrétions de la peau.

En produisant ces effets de révulsion, la douche chaude a, en outre, l'avantage de placer le malade dans une atmosphère sulfureuse, c'est-à-dire imprégnée d'une grande quantité de vapeurs d'eau, de gaz sulfhydrique et de poussière aqueuse (la plus grande partie à l'état vésiculaire) contenant une petite quantité des principes minéralisateurs, de lui faire subir, en un mot, une inhalation toute spéciale. Cette inhalation diminue la sécheresse des muqueuses, facilite l'expectoration et calme la dyspnée. Elle est, en général, mieux supportée par les emphysémateux et les asthmatiques que celle qui se pratique dans les salles de humage. Cela tient probablement au mélange [plus intime des éléments minéralisateurs avec la vapeur d'eau et l'eau en nature pulvérisée sous l'influence du choc de la douche et aussi à l'action révulsive concomitante.

3

Il ne faut pas oublier que la douche chaude produit, outre la révulsion, une excitation générale qui se traduit immédiatement par une accélération de la circulation, une élévation de la température centrale et quelquefois par des troubles nerveux. Aussi doit-elle être proscrite dans toutes les affections compliquées de maladies du cœur ou d'accidents névropathiques.

La douche révulsive doit avoir une durée très courte, de cinq à dix minutes au plus, pour ne pas amener une réaction trop vive et des phénomènes d'excitation générale trop prononcés.

Cette douche laisse souvent à sa suite une fatigue musculaire très grande avec sensation de brisement dans les jambes; mais ces effets se dissipent ordinairement assez vite, après quelques heures de repos.

La douche résolutive est d'un usage beaucoup moins fréquent que la précédente. On l'applique généralement chaude (36 à 39° C.) et le plus près possible du point malade, soit pour résoudre des reliquats de pleurésie, des adénopathies profondes, soit pour combattre certains engorgements pulmonaires.

L'action résolutive de cette douche résulte de la réaction qui suit la stimulation locale. Pour qu'une réaction favorable puisse s'établir, il importe que la stimulation soit bien réglée. Si elle était trop active, elle pourrait augmenter la congestion primitive et, dans certains cas, déterminer des phénomènes inflammatoires.

Pour atténuer les effets de la surexcitation et de l'ébranlement nerveux déterminés par la douche, il est quelquefois utile de faire suivre son application d'un bain général ; dans d'autres cas, il est bon de combiner son emploi avec celui d'une douche générale qui, en disséminant l'excitation produite, favorise la réaction désirée.

BAINS DE JAMBES ET DE PIEDS A EAU COURANTE

Les bains de jambes à eau courante sont très souvent prescrits à Cauterets, comme un moyen révulsif, dans le traitement des affections des voies respiratoires.

On les administre dans quatre établissements : aux Thermes et Néo-Thermes de César, ainsi qu'aux Thermes du Pré et des Œufs. Les appareils consistent en de petits bassins cylindriques, en poterie vernissée, de 5o centimètres de hauteur et de 4o centimètres de diamètre, placés dans des cabinets distincts les uns des autres. Ils sont percés, à leur partie supérieure, d'une ouverture par laquelle s'écoule l'eau thermale qui pénètre par la partie inférieure.

Ces bains de jambes se maintiennent à une température constante de 43 à 44° C. Leur durée est habituellement très courte : de quatre à six minutes. Leur emploi exige une grande surveillance parce qu'ils peuvent, dans certaines circonstances, produire des effets inverses de ceux qu'on attend.

Les bains de jambes déterminent une excitation moins vive que la douche révulsive et ne donnent pas lieu à une inhalation aussi active que cette dernière.

On les emploie dans bien des cas où les douches sont contre-indiquées : dans quelques affections compliquées d'accidents cardiaques, chez certains dyspnéiques ou tuberculeux, chez des malades affaiblis et disposés aux mouvements congestifs, soit du côté de la tête, soit vers les organes thoraciques.

Leur usage doit être interdit aux sujets névrosiques chez lesquels les efforts réactionnels sont difficiles à diriger et dans tous les cas de troubles circulatoires des membres inférieurs (œdème, varices, phlébites, etc.)

INHALATION (HUMAGE)

L'inhalation des vapeurs sulfureuses constitue un adjuvant utile de la boisson dans un grand nombre d'affections des voies respiratoires.

Ce mode de traitement, qui est d'un usage fréquent à Cauterets, a subi, depuis quelques années, des transformations successives et importantes. La salle d'inhalation qui existait dans l'établissement de César a été peu à peu abandonnée, à cause des inconvénients nombreux qu'elle présentait. Elle a été remplacée par des salles spéciales renfermant d'ingénieux appareils d'inhalation ou de humage, qui viennent d'être modifiés et perfectionnés dans ces derniers temps.

Les anciens appareils, qui ont amené la vogue de ce mode de traitement, fonctionnent encore, en petit nombre, aux Thermes de César et à l'établissement du Pré. Ils sont en poterie vernissée et présentent une forme hémisphérique allongée. Ils sont disposés sur une tablette en bois, le long du mur de la salle. Chacun d'eux se compose de deux parties : la partie inférieure est un petit bassin circulaire de 10 à 12 centimètres de profondeur, dont la partie plane est percée de trois ouvertures munies de tuyaux en plomb. Le tuyau central amène le jet d'eau sulfureuse destiné à produire la vapeur. Des deux autres, l'un, qui est recourbé, est en communication avec l'air extérieur et sert de prise d'air à l'appareil, et l'autre est le tuyau d'écoulement de l'eau condensée dans le récipient.

. La seconde partie de l'appareil est une sorte de couvercle, arrondi en forme de dôme, qui s'articule avec le petit bassin circulaire ; elle est percée, à sa partie antéro-supérieure, d'une ouverture par laquelle s'échappent les vapeurs sulfureuses. Cette ouverture est allongée et disposée de façon à recevoir un embout portatif.

Les vapeurs qui se dégagent de l'appareil contiennent une petite quantité d'acide sulfhydrique et entraînent une certaine partie d'eau pulvérisée ou à l'état vésiculaire, pourvue de ses éléments minéralisateurs. Leur température varie de 42° à 45° C.

Les nouveaux appareils, qui ont été créés et installés aux Néo-Thermes par MM. du Perron, ex-directeur de cet établissement, et Bérot, mécanicien, diffèrent considérablement des anciens. Chaque appareil comprend deux parties : la première, qui a la forme d'une cornue allongée, est en cuivre nickelé et se trouve placée sur une tablette en bois. Elle est pourvue, à son extrémité antérieure, d'une rainure destinée à recevoir l'embout portatif. L'autre extrémité est articulée sur la seconde partie qui consiste en un énorme conduit en cuivre de forme quadrangulaire renfermant un système de petites vasques superposées et percées de trous. Ce conduit, qui descend verticalement au-dessous de la tablette d'appui, est dissimulé dans une caisse en bois.

C'est à la jonction des deux parties qu'on a placé le petit tuyau d'eau de César qui alimente l'appareil. L'eau est projetée, sous forme de jet, contre une plaque d'inclinaison variable, et, après avoir été plus ou moins pulvérisée, elle retombe dans les petites vasques superposées, en dégageant de la vapeur, jusqu'à la partie inférieure de l'appareil d'où elle s'écoule au dehors. Dans cette même partie se trouve un tube par lequel l'air pénètre et monte, comme dans une cheminée d'appel, en se chargeant de vapeurs sulfureuses et d'eau pulvérisée. Grâce à l'ingénieuse disposition d'une plaque mobile et d'une valve obturatrice, le malade peut, à l'aide de deux aiguilles indicatrices, placées sur un cadran, graduer la sortie de l'air, son degré d'humidité, sa température, etc.

Les appareils qui ont été nouvellement installés par M. Bérot aux Thermes de César, se rapprochent beaucoup de ces derniers sous le rapport de leur disposition intérieure. Ils en diffèrent par la configuration de la cornue qui est en faïence et recourbée à son extrémité en forme de cou de cygne; de plus, elle présente à sa partie supérieure une large ouverture quadrangulaire, munie d'un couvercle mobile, par laquelle on peut pratiquer des lavages antiseptiques, après chaque séance de humage. L'ouverture inférieure de cette cornue est pourvue d'une petite cloison en porcelaine de trois ou quatre centimètres de hauteur destinée à arrêter les mucosités qui pourraient être projetées accidentellement dans la seconde partie de l'appareil, et partant à prévenir toute cause d'infection.

Le humage est un moyen thérapeutique assez actif dont la durée et le mode d'emploi doivent être précisés par le médecin.

La durée des séances varie de dix à trente minutes.

Voici, en général, la manière dont on le conseille : le malade doit placer dans sa bouche l'embout disposé sur le tuyau d'aspiration, aspirer lentement, sans effort, se retirer de temps en temps pour mettre des interruptions dans l'aspiration des vapeurs, afin d'éviter leur action congestive. Dans certains cas, il est bon de recommander de faire des inspirations profondes et, dans d'autres cas, d'aspirer par la bouche et expirer par le nez ou, inversement, d'aspirer par le nez (au moyen d'une serviette disposée en forme de cornet) et expirer par la bouche, de façon à faire pénétrer les vapeurs dans les cavités nasales. Le plus souvent on conseille au malade de faire suivre le humage d'un bain de jambes à eau courante, afin d'atténuer, par une forte action révulsive, la tendance fluxionnaire que détermine parfois ce mode de traitement.

Lorsqu'on analyse l'action physiologique du humage, on voit que ses premiers effets se traduisent par une action émolliente et sédative produisant une véritable détente sur les deux principaux éléments morbides des affections catarrhales : le spasme et l'élément congestif ou inflammatoire. A cette action sédative succèdent quelquefois des phénomènes d'excitation locale ou substitutive, lorsque le humage est trop prolongé ou inopportunément appliqué. Il appartient donc au médecin de tirer parti de ces diverses actions, en prescrivant des séances plus ou moins longues ou rapprochées, avec l'indication de leur degré d'humidité, et en modifiant aussi les autres parties du traitement thermal, suivant les cas et les effets obtenus.

Le humage est indiqué d'une façon générale dans

toutes les affections catarrhales des organes respiratoires. On l'emploie surtout, à titre de médication topique, pour modifier la muqueuse des voies aériennes par le simple contact des vapeurs sulfureuses; mais, comme il contribue à la pénétration du principe sulfureux dans l'économie, on peut dire qu'il tend à renforcer l'action élective des eaux en boisson sur la muqueuse respiratoire.

L'action thérapeutique du humage est évidemment plus superficielle et moins générale que celle de la boisson et de la balnéation; aussi ne doit-il être considéré que comme un complément utile de la médication thermale dans le traitement des affections catarrhales de nature constitutionnelle et diathésique. Il convient aux principales affections de la gorge et du nez et plus spécialement aux catarrhes pharyngo-laryngés de nature arthritique ou herpétique qui s'accompagnent de sensations d'ardeur, de sécheresse et de picotements laryngiens.

Il convient également aux formes de trachéites et de trachéo-bronchites qui se compliquent d'un élément spasmodique donnant lieu à des sibilances et à des quintes de toux sèche.

Il peut être employé utilement pour modifier l'emphysème qui complique un catarrhe bronchique et pour amender certaines variétés d'asthme catarrhal.

Dans la tuberculose pulmonaire, il doit être employé

avec la plus grande prudence et seulement dans des cas bien déterminés, pour remplir quelques indications relatives à l'état local.

Le humage doit être interdit aux personnes prédisposées aux congestions à la tête ou sujettes aux migraines, aux névralgies faciales, ainsi qu'aux malades doués d'une excitabilité exagérée de la muqueuse respiratoire et d'une disposition particulière aux **fluxions hémorragiques** ou aux recrudescences inflammatoires.

PULVÉRISATION

La pulvérisation est un mode particulier d'inhalation qui consiste à faire pénétrer, dans les voies respiratoires, non plus les gaz et les vapeurs, mais l'eau minérale elle-même sous forme de poussière plus ou moins fine.

Ce moyen thérapeutique, qui est fréquemment appliqué aux affections de la gorge et du nez, se pratique dans quatre salles spéciales des Thermes et des Néo-Thermes, ainsi que dans la salle de humage de l'établissement du Pré.

Les salles des Néo-Thermes ne laissent rien à désirer sous le rapport du confort et de l'installation. Les appareils, au nombre de vingt, sont disposés, tout autour de la salle et dans la partie centrale, sur

des cuvettes en marbre, entièrement séparées les
unes des autres par des cloisons également en marbre. Ces appareils sont construits de façon à pouvoir
se déplacer et s'incliner en tous sens; ils présentent
un renflement sphérique qui se meut dans une
cavité de même forme placée sur un pied mobile. Ils
peuvent recevoir, à leur extrémité terminale, différents
ajutages ainsi nommés et classés : tambours, n°˙ 1, 2
et 3; palettes, n°˙ 4 et 5; tamis, n° 6, et palettes,
n°˙ 7, 8 et 9.

Les premiers laissent dégager un brouillard très fin,
tandis que les palettes et les tamis projettent le liquide
sous forme de gouttelettes plus ou moins fortes.

Dans chaque salle de pulvérisation, on a réservé
un certain nombre d'appareils pour administrer des
douches naso-pharyngiennes et pharyngo-nasales,
au moyen d'embouts spéciaux. Ces appareils sont
munis d'un hydro-mélangeur pouvant recevoir, dans
certains cas, un filet d'eau de la source du Rocher.

Les Thermes de César possèdent deux salles de
pulvérisation qui, après avoir subi quelques modifications proposées par le corps médical, pourront
aisément rivaliser avec celles des Néo-Thermes. Ces
salles renferment des appareils de douche nasale,
à faible pression, alimentés par un petit bassin
contenant un mélange d'eau sulfureuse thermale et
d'eau sulfureuse refroidie par serpentinage, dont on

peut régler la température suivant les prescriptions. Pour faire fonctionner les appareils de pulvérisation, on a utilisé la pression naturelle de la source de César en pratiquant une prise d'eau à 14 ou 15 mètres de hauteur sur chacune des conduites principales des Thermes et des Néo-Thermes.

La durée des séances varie de dix à vingt-cinq minutes. Elles sont ordinairement administrées tous les jours ou tous les deux jours.

Pour recevoir la pulvérisation, le malade s'assied devant l'appareil, le haut du corps couvert d'un peignoir imperméable destiné à garantir ses vêtements de l'humidité ; il aspire sans effort, en ouvrant la bouche et abaissant autant que possible le dos de la langue, l'eau sous forme de poussière ou de douche pulvérisée et laisse retomber la plus grande partie du liquide dans la cuvette en marbre placée au-dessous de l'appareil.

Il est important de recommander au malade de respirer uniquement par la bouche, en comprimant au besoin les narines, et de faire, de temps en temps, quelques larges inspirations, afin de favoriser la pénétration du liquide dans les premières voies respiratoires et de diminuer l'obstacle dû à la contraction spasmodique de la langue et des muscles palatins qui se produit fréquemment, par un phénomène réflexe, sous l'influence du contact du liquide.

La pulvérisation a été, au début de son introduction dans la pratique, l'objet d'un engouement exagéré que l'expérience n'a pas justifié. Les nombreuses recherches et controverses auxquelles elle a donné lieu ont réduit cette méthode de traitement à sa véritable valeur. Il a été parfaitement démontré que la plus grande partie du liquide poudroyé ne pénétrait pas au delà de la trachée. Il n'y a que la partie la plus finement pulvérisée qui soit entraînée dans les bronches, pendant l'inspiration.

En second lieu, on a montré que les eaux sulfureuses, par suite de leur rapide exposition à l'air, se désulfuraient en grande partie. On a objecté, en outre, que cette multiplicité de contact de l'eau thermale avec l'air tendait à mettre le liquide en équilibre de température avec le milieu ambiant et à convertir l'eau thermale en une pluie froide, d'autant plus que le refroidissement est encore augmenté par l'évaporation d'une partie du liquide pulvérisé.

Le reproche relatif à la désulfuration, qui s'applique, avec raison, à la plupart des sources sulfureuses, n'a plus la même valeur lorsqu'il s'agit de l'eau de César dont le principe sulfureux présente une grande stabilité relative. Ce fait a été parfaitement mis en lumière par les expériences de Réveil sur la pulvérisation appliquée à différentes eaux sulfureuses. Ce chimiste avait constaté que l'eau de César ne perdait, par la pulvérisation, que 9 p. 100 de son principe sulfureux, tandis que l'eau Bonne et l'eau de Luchon perdaient l'une 33 et l'autre 50 p. 100.

Quant à l'objection relative à l'abaissement de la température de l'eau, elle n'a pas, pour la source de César, la même importance que pour d'autres sources, car nous ne voyons jamais la pulvérisation produire une sensation de froid, cette eau ayant une température de 48° C. et pouvant subir, sans inconvénient, une déperdition de 8 à 12°, suivant la température de la salle. La température de l'eau pulvérisée se maintient ordinairement à 35 ou 36° C.

Bien que la pulvérisation n'ait pas tenu toutes les promesses qu'elle avait fait concevoir au début, nous voyons cependant qu'elle rend journellement des services dans le traitement des affections du pharynx et du larynx et surtout dans la plupart des cas d'angines glanduleuses.

Les principaux effets de la pulvérisation peuvent se résumer ainsi : Après chaque séance, les malades éprouvent généralement une diminution de sécheresse et d'ardeur dans la gorge, une facilité plus grande dans la déglutition et l'émission de la parole, ainsi que des modifications de la toux pharyngo-laryngée qui devient plus grasse, plus facile et moins quinteuse.

Cette action immédiate sédative, qui se traduit également par le rappel ou l'augmentation des sécrélions muqueuses, est souvent remplacée, au bout de quelques séances, par des phénomènes d'excitation locale, sensations d'ardeurs, de sécheresse à la gorge, picotements, gêne de la déglutition, recrudescence de toux sèche, qui obligent à suspendre momentanément l'emploi de la pulvérisation.

Celle-ci produit plus tôt que les autres modes de traitement une action excitatrice sur la muqueuse pharyngo-laryngée. Il suffit quelquefois d'une seule séance pour ramener, chez certaines personnes, la maladie à l'état subaigu. Aussi est-il souvent utile de faire d'abord usage des tambours afin d'arriver graduellement à l'emploi de la douche pulvérisée. Nos appareils forment, en effet, un véritable clavier qui permet d'administrer la pulvérisation à tous les degrés de force, depuis la pulvérisation en fumée jusqu'au jet direct doué d'une forte pression.

Pour prévenir ou atténuer l'action excitante de la pulvérisation, il est bon, dans quelques cas, de mettre un intervalle plus ou moins long entre chaque séance, et parfois de faire alterner l'usage de la pulvérisation avec celui du humage et, dans tous les cas, de ne prescrire ce moyen de traitement que quelques jours après le début de la cure thermale.

La pulvérisation constitue, comme le humage, une médication essentiellement locale dont les effets viennent en aide à ceux du traitement général. Elle exerce, sur la muqueuse pharyngo-laryngée, une action détersive et lubrifiante analogue à celle du gargarisme. La douche pulvérisée produit, outre cette action topique, une percussion ou plutôt une sorte de massage qui tend à dégorger les tissus et à provoquer des effets résolutifs.

Les douches pharyngiennes à jet filiforme sont rarement employées parce qu'elles sont douées d'une grande force de percussion et qu'elles déterminent parfois de véritables ecchymoses ou de fortes irritations locales. Nous les remplaçons avec avantage par les douches pharyngiennes qui ont été installées dernièrement dans deux cabines de la Raillère. Ces petites douches ont une faible pression et une température de 35 à 36° C., conditions qui, jointes aux qualités spéciales de l'eau de la Raillère, contribuent à les faire bien tolérer dans la plupart des cas. On les emploie pour combattre les engorgements des amygdales, les pharyngites herpétiques et principalement les pharyngites sèches. Ces appareils servent également à administrer des irrigations nasales et rétro-nasales chez des malades qui supportent mal celles de nos salles de pulvérisation, soit à cause de leur température élevée, de leur forte pression ou de l'action topique trop irritante de l'eau de César.

L'analyse succincte des effets de la pulvérisation nous montre que ce moyen thérapeutique convient, d'une façon générale, à toutes les formes de pharyngite chronique avec extension, soit du côté du larynx, soit du côté de l'arrière-cavité des fosses nasales. C'est surtout dans les formes atoniques caractérisées par l'épaississement de la muqueuse, l'hypertrophie de son appareil glandulaire, et quelquefois par la décoloration, l'anémie de cette membrane, la paralysie ou le relâchement des cordes vocales, que la pulvérisation produit les meilleurs résultats. Employée avec prudence, elle peut amender les phénomènes spasmodiques ou hyperesthésiques qui compliquent parfois le catarrhe pharyngo-laryngé. Son emploi doit être proscrit dans tous les états aigus ou subaigus et dans les cas relativement assez nombreux où la muqueuse présente un état d'irritabilité excessive amenant de fréquentes poussées congestives.

ACTION COMPARATIVE DES SOURCES DE LA RAILLÈRE ET DE CÉSAR

Maintenant que nous connaissons les principaux effets des eaux de la Raillère et de César administrées sous diverses formes, nous croyons utile de faire ressortir les différentes nuances d'action qui caractérisent ces deux sources et nous permettent d'en déduire la spécialisation de chacune d'elles.

Si nous les envisageons au point de vue physique

et chimique, nous voyons que la Raillère se distingue
de César par sa température moins élevée, par un
degré de sulfuration et d'alcalinité moindre, et aussi
par une plus grande proportion de chlorure de
sodium et la présence d'une notable quantité de
silice.

L'eau de la Raillère n'est pas aussi digestible que celle
de César ; elle produit, sur la muqueuse digestive, des
phénomènes d'excitation moins prononcés que cette
dernière. Du reste, nous associons habituellement à
son emploi celui de l'eau de Mauhourat qui, par ses
propriétés peptiques et tempérantes, a le double avantage de favoriser sa digestibilité et d'atténuer ses effets
pathogénétiques sur les muqueuses.

Bien que l'eau de la Raillère exerce une remarquable
action élective et résolutive sur les inflammations
catarrhales des organes respiratoires, elle occasionne
rarement des phénomènes d'excitation locale très
intenses. Son action pathogénétique consiste le plus
souvent en une simple rougeur érythémateuse de la
muqueuse ou en un léger mouvement fluxionnaire du
parenchyme pulmonaire.

Ses effets diffèrent beaucoup de ceux de l'eau de
César dont l'action élective s'exerce d'une façon
moins silencieuse et provoque, dans bien des cas, des
recrudescences irritatives plus intenses et surtout plus
profondes.

Nous retrouvons cette différence d'intensité des phénomènes d'excitation dans l'action de ces deux sources employées en bains. Ainsi le bain de la Raillère détermine assez rapidement une action progressivement stimulante et tonique se révélant par une remarquable. sensation de force et de bien-être général et coïncidant. le plus souvent avec des phénomènes de sédation du système circulatoire. Le bain de César, au contraire, donne lieu à une action névrosthénique excitante qui s'accompagne fréquemment d'accélération du pouls, d'insomnie, d'agitation, etc.

Les différences que présentent ces deux sources dans leurs propriétés excitantes et résolutives, se manifestent également dans leur action topique sur la peau et les muqueuses. Ainsi, tandis que la Raillère modifie et amende assez promptement certaines dermatoses (eczéma, impétigo) sans amener des recrudescences irritatives trop prononcées, l'eau de César détermine souvent, dès les premiers jours, de véritables poussées congestives locales.

Employée en gargarismes et irrigations naso-pharyngiennes, l'eau de la Raillère exerce, sur les muqueuses nasale et pharyngienne, une action topique généralement sédative et décongestionnante qui est particulièrement favorisée par sa température voisine de celle du corps. L'eau de César, qui est plus chaude et plus irritante, produit, par son contact répété, une sensation d'ardeur, de sécheresse et quelquefois d'âcreté qui ne tarde pas à provoquer un certain degré de réaction congestive.

Cet examen de l'action comparative des deux sources nous permet d'indiquer, d'une façon générale, les applications spéciales de chacune d'elles.

La source de César convient aux inflammations catarrhales anciennes s'accompagnant de sécrétions abondantes et présentant des caractères d'atonie. Elle convient également à l'asthme catarrhal avec emphysème et, en général, à toutes les affections liées au lymphatisme et à la scrofule qui peuvent supporter un certain degré d'excitation, soit générale, soit locale.

Son emploi doit toujours être écarté dans les inflammations sèches et toutes les fois que la maladie locale présente des signes d'éréthisme nerveux ou inflammatoire, et aussi dans tous les cas compliqués d'accidents névropathiques, d'affections cardiaques ou de troubles circulatoires.

L'eau de la Raillère, qui est moins chaude et moins excitante que sa congénère, peut s'appliquer au traitement d'un plus grand nombre d'affections catarrhales. Elle convient d'une façon particulière aux affections de la gorge et des fosses nasales. Elle agit efficacement sur la plupart des catarrhes liés à l'herpétisme ou à l'arthritis affectant la forme sèche ou humide. Elle est employée avec avantage pour résoudre des engorgements pulmonaires et des reliquats de pleurésie ou de pleuro-pneumonie.

Dans le traitement de la tuberculose, elle produit d'excellents résultats qui se manifestent par le relèvement assez rapide de l'état général et par des modifications importantes de l'état local. La puissante action résolutive qu'elle exerce sur les lésions pérituberculeuses s'accompagne ordinairement d'une excitation locale moderée et facile à maîtriser qui ne ressemble nullement aux réactions congestives brusques que détermine souvent l'eau de César.

Les principales circonstances qui contre-indiquent son emploi sont : un tempérament nerveux exagéré, la tendance aux recrudescences aiguës, la disposition aux névralgies, la complication de lésions cardiaques avancées ou de date récente, etc.

DEUXIÈME PARTIE

APPLICATIONS THÉRAPEUTIQUES
DES EAUX DE LA RAILLÈRE ET DE CÉSAR
AUX AFFECTIONS CHRONIQUES DES ORGANES
RESPIRATOIRES

CORYZA OU RHINITE CHRONIQUE

Les principales variétés de coryza chronique doivent
être classées parmi les affections spécialement tributaires des eaux de la Raillère et de César.

Ces eaux triomphent facilement des formes catarrhales simples, alors même qu'elles s'accompagnent
d'un certain degré de tuméfaction et d'épaississement
de la muqueuse. Mais ces cas sont loin d'être les plus
communs, et, le plus souvent, nous nous trouvons en
présence d'une inflammation, de nature diathésique,
qui s'est étendue aux muqueuses voisines ou s'est com-

pliquée, par action réflexe, de troubles fonctionnels et même de lésions d'organes plus ou moins éloignés.

Les travaux récents de Voltolini, de Mackenzie, de Hack, de Fraënkel, de Joal, etc., en nous faisant connaître les relations pathogéniques qui lient les affections du nez à celles du poumon et d'autres organes, nous montrent l'importance qu'il faut attacher à la cure du coryza chronique, soit qu'il se présente, à notre observation, comme une affection distincte, soit qu'il se montre associé à d'autres affections.

Les coryzas liés aux principales diathèses (scrofule, herpétisme, arthritis et syphilis) sont presque toujours justiciables de nos eaux, mais à des degrés divers qui varient suivant la nature et l'étendue des lésions.

Nous obtenons généralement des résultats assez rapides et complets dans les inflammations entretenues par le lymphatisme ou la scrofule et caractérisées par une hypersécrétion muco-purulente et une hyperémie plus ou moins vive avec hypertrophie légère de la muqueuse.

Cette variété de coryza que nous rencontrons fréquemment chez les jeunes filles à l'âge de la puberté, se complique habituellement de pharyngite, de tuméfaction du voile du palais et d'hypertrophie des amygdales. Elle guérit ordinairement, après deux ou trois saisons consécutives, et, dans ces cas, l'amélioration, qui se produit dès la première saison, coïncide avec des modifications favorables de l'état général et la régularisation des époques menstruelles.

Dans les coryzas anciens, si l'hypertrophie de la muqueuse, limitée aux cornets inférieurs ou aux cornets moyens, n'est pas trop prononcée, les eaux peuvent être efficacement employées non seulement pour enrayer le processus inflammatoire hypertrophique, mais encore pour remédier à l'obstruction nasale, lorsque celle-ci est intermittente et due à des poussées congestives amenant la turgescence du tissu érectile de la muqueuse.

Il va sans dire que les eaux doivent céder le pas aux cautérisations destructives et aux interventions chirurgicales, toutes les fois que l'imperméabilité nasale est permanente et due à une dégénérescence myxomateuse ou polypoïde de la muqueuse nasale ou bien à une hypertrophie considérable de l'amygdale pharyngée. Cependant elles peuvent intervenir utilement, après l'application du traitement chirurgical, pour combattre l'état dyscrasique, modifier la nutrition de la muqueuse et enfin guérir l'inflammation catarrhale qui accompagne la plupart des lésions hypertrophiques et survit le plus souvent à leur destruction.

Les coryzas scrofuleux avec ozène, quoique très opiniâtres, peuvent guérir après des saisons suffisamment prolongées et répétées, lorsque la muqueuse, tuméfiée et boursouflée, ne présente que des ulcérations superficielles recouvertes de muco-pus ou de croûtes plus ou moins épaisses. La guérison devient difficile à obtenir, toutes les fois que la muqueuse est atteinte de fongosités et d'ulcérations profondes, entretenues par des lésions osseuses. On peut cependant, dans ces cas, retirer quelques bons effets du traitement, et déterminer l'exfoliation des parties osseuses malades, en le combinant avec l'emploi de médicaments actifs appropriés à l'état diathésique.

Le coryza atrophique ou ozène essentiel, que nous rencontrons également chez les scrofuleux, est une inflammation de nature spéciale, liée à la présence d'un micro-organisme (diplo-bacille de Lœvenberg), qui se distingue des variétés précédentes par des caractères très tranchés. Il se manifeste par une accumulation, dans les fosses nasales et le naso-pharynx, de mucosités desséchées ou de croûtes jaunes verdâtres très adhérentes, d'une odeur fétide, et par une atrophie progressive de la muqueuse amenant la résorption du tissu osseux et consécutivement l'agrandissement des cavités nasales, avec déformation du nez, sans aucune trace d'ulcération ou de nécrose osseuse.

Ce coryza, qui est considéré comme une affection sérieuse et difficilement curable, trouve souvent dans l'emploi de nos eaux un modificateur puissant, au double point de vue local et général, qui tend à amender l'inflammation scléreuse et empêcher sa propagation dans le pharynx. Il est bon d'ajouter qu'on peut presque toujours compter sur des résultats très satisfaisants lorsque l'affection est traitée à son début, c'est-à-dire dans la période inflammatoire, lorsque les lésions atrophiques sont encore limitées et peu avancées.

Nos eaux sont très indiquées pour combattre la plupart des coryzas herpétiques. Ces affections se traduisent par des altérations variées de la muqueuse qui peuvent être assimilées à certaines éruptions cutanées (eczéma, psoriasis, etc.) avec lesquelles elles coexistent parfois ou alternent dans d'autres cas. Ces coryzas sont assez tenaces et exigent, lorsqu'ils sont anciens, des traitements longs et répétés. Ceux qui donnent lieu à des sécrétions abondantes de mucosités blanchâtres et visqueuses cèdent plus facilement que les coryzas secs, caractérisés par une rougeur vive de la muqueuse qui présente souvent un aspect chagriné et des croûtes sèches adhérentes recouvrant parfois des exulcérations très rebelles siégeant de préférence à l'entrée des narines.

Le catarrhe limité à la partie profonde des fosses nasales et qui se présente comme une complication d'une pharyngite granuleuse, s'amende plus rapidement que le coryza qui s'est développé d'emblée et a envahi toute la muqueuse nasale.

Bien que nos eaux semblent convenir d'une façon moins spéciale au coryza arthritique qu'aux variétés précédentes, nous les voyons, néanmoins, produire de bons résultats dans la plupart des cas. Il faut cependant excepter les coryzas à répétition, si fréquents chez les neuro-arthritiques, qui se manifestent brusquement par des troubles vaso-moteurs de la muqueuse provoquant des éternûments incessants et une sécrétion séreuse très abondante. Ces coryzas, qui semblent présenter les caractères d'une névrose sécrétoire et constituent souvent le début d'un asthme des foins, sont presque toujours exaspérés par l'emploi de nos eaux.

C'est surtout dans les formes catarrhales, avec sécrétions glaireuses et albumineuses, caractérisées par une rougeur diffuse et un épaississement plus ou moins prononcé de la muqueuse, que les eaux peuvent intervenir utilement.

La spécialité d'action que les eaux exercent sur la muqueuse des premières voies respiratoires est souvent mise à profit pour combattre les lésions syphilitiques de la muqueuse nasale. Combinée avec le traitement spécifique, nous voyons la médication sulfureuse produire, outre le relèvement de l'état général, l'exfoliation des parties osseuses nécrosées ou cariées, et amener la guérison d'ulcères fongueux déjà anciens.

L'application des eaux au catarrhe nasal comporte deux modes de traitement : l'un dirigé contre l'état local, l'autre approprié à l'état général.

Le traitement local comprend l'ensemble des moyens

propres à mettre les cavités nasales en contact plus ou moins prolongé avec l'eau sulfureuse dans le but de déterger (¹) la muqueuse, de la lubrifier et de modifier les actes morbides dont elle est le siège. Ces moyens sont : le gargarisme pharyngo-nasal, le humage et les irrigations nasales et rétro-nasales.

Bien que le traitement local présente une grande importance, le traitement général n'en est pas moins utile pour seconder et compléter ses effets. Ce dernier consiste dans l'emploi de la boisson, du bain et de la douche.

Nous pouvons remplir les indications qui se rapportent aux divers états constitutionnels qui dominent la maladie locale, en variant le choix des différentes sources et leurs modes d'administration. Ainsi nous appliquons les sources les plus sulfureuses et les plus excitantes (César, les Espagnols, la Raillère) à tous les catarrhes de nature scrofuleuse et syphilitique, tandis que nous combattons les inflammations liées à l'arthritisme par l'emploi de la Raillère combiné avec celui des sources les plus alcalines et les moins excitantes (Mauhourat, les Œufs, le Bois, le Petit Saint-Sauveur).

Aux catarrhes humides liés à la scrofule ou à la syphilis, on peut opposer, avec avantage, des moyens

---

(¹) Nous devons faire remarquer que l'alcalinité de nos eaux est une condition très favorable à leurs applications locales, parce qu'elle contribue à détacher, délayer ou dissoudre les mucosités.

locaux répétés et assez énergiques. Il n'en est pas de même pour certains coryzas herpétiques et pour la plupart des coryzas liés à l'arthritisme.

Dans ces dernières affections, on doit éviter autant que possible les recrudescences irritatives, en modérant le traitement local et en insistant sur les moyens capables de renforcer l'action périphérique sur la peau. C'est en recherchant cette action qu'on peut espérer rappeler au dehors le principe dartreux répercuté sur la muqueuse nasale ou bien provoquer des manifestations normales de la diathèse arthritique.

Le traitement thermal produit fréquemment des exacerbations locales plus ou moins accentuées qui se manifestent à une époque variable de la cure et même quelquefois après la cessation de la médication. Ces exacerbations peuvent passer inaperçues dans certains cas.

Lorsqu'elles sont modérées et bien réglées, elles sont souvent suivies d'effets favorables. Ces effets se traduisent par des modifications des sécrétions qui deviennent plus fluides et moins abondantes, par la disparition de l'odeur propre à ces sécrétions, par l'atténuation de l'enchifrènement et une sensation de désobstruction des fosses nasales due au nettoiement et au dégonflement de la muqueuse, et aussi par des changements favorables du côté de l'ouïe, de l'odorat et du timbre de la voix.

AFFECTIONS DE LA GORGE ET DU LARYNX

ANGINES — PHARYNGO-LARYNGITES CHRONIQUES

Les eaux de Cauterets peuvent revendiquer, parmi leurs attributions les plus spéciales, le traitement des principales inflammations chroniques de la gorge et du larynx. Elles sont aptes, en effet, à remplir la plupart des indications curatives qui dérivent de l'étude de ces affections. Elles peuvent non seulement exercer une action directe, élective sur la maladie locale, mais encore combattre, le plus souvent, les causes pathologiques qui ont favorisé son développement ou qui contribuent à l'entretenir.

Parmi ces causes, nous devons placer au premier rang les principales diathèses qui, par suite des troubles nutritifs qu'elles entraînent, préparent ou affaiblissent le terrain et augmentent la prédisposition aux inflammations de la gorge. Hâtons-nous d'ajouter que nos eaux les plus sulfureuses constituent un puissant modificateur de ces diathèses, grâce à leurs propriétés altérantes et reconstituantes qui leur permettent d'agir efficacement sur les désordres nutritifs et dyscrasiques qui en dépendent.

A côté de ces diathèses, nous avons, parfois, à combattre d'autres états pathologiques qui compliquent les angines chroniques et exercent une grande influence sur le développement et la marche de ces affections. Nous voyons, dans certains cas, une maladie utérine ou des troubles menstruels, liés soit à la chloro-anémie, soit à la ménopause, produire des réactions vaso-motrices plus ou moins accentuées du côté de la gorge et contribuer à l'évolution ou à la persistance d'une angine. La plupart de ces états morbides sont justiciables de nos eaux dégénérées dont l'emploi peut être aisément combiné avec celui des eaux qui conviennent à l'affection pharyngo-laryngée.

Certains troubles digestifs, liés à une dyspepsie atonique ou à une paresse intestinale, peuvent aussi provoquer des réactions vaso-motrices ou congestives du côté de la gorge et favoriser le développement d'une angine ou l'entretenir. C'est principalement chez les nerveux et les névropathes que ces influences se font sentir sur la gorge.

Ces complications gastriques ou gastro-intestinales réclament l'emploi de l'eau de Mauhourat en boisson et les bains d'eaux dégénérées dont les propriétés sédatives sont utilisées pour combattre l'élément névropathique qui domine les phénomènes d'irritation réflexe.

Pour compléter cet exposé des indications pathogéniques, nous devons signaler celles qui se rapportent à la participation primitive ou consécutive des organes voisins (trachée, bronches, fosses nasales) et qui peuvent également être remplies par nos eaux.

Ce sont surtout les inflammations nasales et pharyngo-nasales qui, en diminuant la perméabilité de ces cavités, jouent un rôle important dans le développement et la persistance des angines. Or, nous savons que la plupart des inflammations nasales sont justiciables de nos eaux au même titre que les inflammations pharyngiennes.

En somme, il est facile de comprendre combien le traitement des affections causales peut aider l'action du traitement dirigé contre les lésions elles-mêmes. Aussi n'est-il pas rare de voir marcher parallèlement l'amélioration de l'angine et celle de l'état pathologique qui a influé sur son développement et sa marche.

Après cet aperçu des indications générales que nos eaux peuvent remplir, nous croyons devoir passer en revue les principales formes et variétés cliniques que nous rencontrons le plus souvent pour signaler les indications particulières auxquelles elles peuvent donner lieu et formuler le traitement qui convient à chacune d'elles.

PHARYNGO-LARYNGITES CATARRHALES

Les pharyngites et pharyngo-laryngites catarrhales qui ne se rattachent à aucun état diathésique sont celles qui cèdent le plus facilement à l'usage de nos eaux. Le plus souvent, on les rencontre chez des sujets lymphatiques plus ou moins anémiés. Elles sont caractérisées par l'hyperémie, la vascularisation, la tuméfaction et quelquefois un léger épaississement de la muqueuse, avec ou sans hypertrophie des amygdales et quelques saillies granuleuses disséminées. Les cordes vocales participent plus ou moins à l'inflammation et présentent tantôt une teinte d'un blanc mat ou laiteux et tantôt une coloration rosée ou rouge, le plus souvent limitée à leurs bords internes. Ces catarrhes pharyngo-laryngés donnent lieu à des sécrétions muco-purulentes de quantité variable et se traduisent aussi par un enrouement intermittent et des sensations d'embarras qui obligent les malades à faire de fréquents efforts de raclements et d'expuition. Avec le traitement général (boisson, bains, douches) destiné à produire une action tonique et reconstituante de l'économie et une dérivation active sur la surface cutanée, ces affections réclament l'emploi de moyens locaux variés et plus ou moins répétés : gargarismes, douches pharyngées, humages et pulvérisations. La guérison se produit habituellement à la fin de la cure ou quelques semaines après le traitement.

PHARYNGO-LARYNGITES HYPERTROPHIQUES

Les pharyngo-laryngites hypertrophiques, qui sont beaucoup plus communes que les formes catarrhales simples, se présentent elles-mêmes sous deux formes assez distinctes, suivant que le processus inflammatoire et hypertrophique a porté plus spécialement son action sur le tissu adénoïde et glandulaire (angine glanduleuse) ou sur la trame de la muqueuse (angine granuleuse et interstitielle).

ANGINES GLANDULEUSES. — L'angine glanduleuse ou folliculaire est caractérisée anatomiquement par la présence, sur la muqueuse plus ou moins tuméfiée et hypertrophiée, de granulations ou hypertrophies glandulaires de volume variable, tantôt agminées, tantôt confluentes. Ces granulations sont loin d'avoir la signification que leur attribuaient Chomel et Guéneau de Mussy. Ces auteurs les considéraient à tort comme le signe fondamental d'une variété de pharyngite spéciale, autonome, liée à la diathèse herpétique. Nous savons, en effet, grâce aux travaux des laryngologistes (Mickel, Héryng, Ruault, Moure, etc.) que les follicules clos du pharynx, qui ne sont que le prolongement de la tonsille pharyngienne, peuvent parfois subir un travail hypertrophique en dehors de toute inflammation de la muqueuse, principalement chez les enfants. Ces hypertrophies glandulaires ne constituent un état vraiment pathologique que lorsqu'elles participent à un travail phlegmasique de la muqueuse dont elles ne sont, du reste, le plus souvent, qu'une conséquence. Dans tous les cas, elles ne peuvent pas être considérées comme une manifestation d'herpétisme, puisqu'on les observe dans des angines de nature très différente.

Parmi les angines hypertrophiques qui sont efficacement traitées par nos eaux, nous devons signaler d'abord la pharyngite folliculaire que nous rencontrons fréquemment chez les enfants lymphatiques ou scrofuleux, et qui s'est développée sous l'influence de poussées congestives plus ou moins accentuées ou à la suite d'une maladie spécifique (rougeole, scarlatine, coqueluche ou diphtérie). Les eaux modifient assez rapidement toutes les lésions folliculaires qui s'accompagnent d'une inflammation catarrhale de la muqueuse se traduisant par la rougeur, la tuméfaction, ainsi que par l'augmentation et l'altération des sécrétions. Elles agissent également avec efficacité dans les cas compliqués d'hypertrophie molle des amygdales palatines.

Lorsque la pharyngite folliculaire est liée à l'existence de tumeurs adénoïdes ou consécutives à un coryza chronique avec une perméabilité nasale insuffisante, les eaux ne peuvent intervenir utilement, pour combattre l'inflammation catarrhale, que lorsqu'on a remédié à l'obstruction nasale ou naso-pharyngienne par l'emploi des moyens chirurgicaux.

La pharyngite glanduleuse des adultes est généralement plus tenace que celle de l'enfance dont elle diffère, du reste, sous bien des rapports. Les granulations lymphoïdes y sont, habituellement, moins saillantes et surtout moins confluentes. Celles qui sont isolées sont souvent bordées d'une auréole rouge vasculaire et même de véritables varicosités.

Outre les grosses granulations lymphoïdes, on constate souvent de petites granulations constituées par le relief des orifices des glandes mucipares qui donne à la muqueuse l'aspect dépoli, chagriné. Dans certains cas, la muqueuse est épaissie et paraît être le siège d'un travail hypertrophique très marqué. Ces cas se rapprochent de la forme granuleuse et interstitielle qui se distingue de la forme glanduleuse par d'autres caractères très tranchés.

Les angines hypertrophiques succèdent souvent à des poussées congestives aiguës et répétées, mais on les voit aussi se développer d'emblée à l'état chronique sous l'influence de causes irritantes (fatigues des organes vocaux, abus du tabac et de l'alcool, inspirations de poussières), et avec le concours de diverses causes intrinsèques : diathèses, affections utérines, troubles dyspeptiques, obstruction nasale.

Chez les lymphatiques et les scrofuleux, l'angine hypertrophique revêt le plus souvent la forme glanduleuse et offre des caractères d'atonie et de chronicité toute particulière. La muqueuse est tuméfiée, rouge ou même violacée, et comme boursouflée dans certains cas; elle est, parfois, le siège d'une desquamation épithéliale déterminant de véritables ulcérations superficielles; elle présente des granulations très saillantes, tantôt isolées, tantôt réunies en grappes, et se montre tapissée de mucosités abondantes jaunes ou verdâtres. L'inflammation a plus de tendance à s'étendre du côté de l'isthme du gosier et du naso-pharynx que du côté du larynx. Aussi, trouve-t-on fréquemment le voile du palais épaissi, la luette tuméfiée, rouge, et enfin les amygdales palatines et pharyngées plus ou moins hypertrophiées. Cette affection s'accompagne généralement d'une rhinite hypertrophique ou d'un catarrhe naso-pharyngien, avec ou sans extension du côté de la trompe et de la caisse. Lorsque l'inflammation s'est étendue au larynx, on constate les signes d'une hyperémie catarrhale circonscrite ou diffuse et la présence de quelques saillies granuleuses produites par l'hypertrophie des glandes acineuses.

En général, ces angines sont rapidement et favorablement modifiées par nos eaux, lorsque l'inflammation est superficielle et atteint surtout le tissu adénoïde et l'élément glandulaire dont elle augmente notablement les sécrétions.

Traitement. — Les angines des lymphatiques et des scrofuleux exigent le plus souvent un traitement local énergique destiné à modifier les lésions pharyngo-laryngées, ainsi que les lésions concomitantes du nez et du pharynx nasal. Il consiste dans l'emploi plus spécial de l'eau de César en gargarismes, irrigations nasales et pharyngo-nasales, humages et pulvérisations.

Ces diverses applications locales de l'eau sulfureuse ont pour effet de déterger la muqueuse et de provoquer des modifications dans sa vitalité et ses produits de sécrétion.

Ce traitement local serait impuissant par lui-même à triompher de l'affection, s'il n'était secondé, dans son action, par l'administration d'un traitement approprié à l'état diathésique et aux conditions générales de l'organisme, consistant dans l'emploi, en boisson, bains et douches, des eaux les plus sulfureuses et les plus excitantes (César, les Espagnols).

Le traitement amène fréquemment une recrudescence de phénomènes d'irritation catarrhale qui, maintenus dans certaines limites, sont bientôt suivis d'effets favorables : les sécrétions changent de nature et diminuent de quantité; en même temps, la muqueuse perd sa coloration rouge et son aspect chagriné, elle est moins hyperémiée et tuméfiée et se trouve détergée des mucosités qui l'encombraient.

Tous ces effets, qui s'accentuent après la cure, coïncident avec la cicatrisation des ulcérations superficielles et s'accompagnent d'un mouvement de régression très marqué du côté de l'appareil glandulaire. Les amygdales sont moins volumineuses; les granulations lymphoïdes paraissent moins saillantes et présentent une coloration moins foncée. Elles tendent à diminuer de volume, mais elles parviennent rarement à se résoudre complètement avant un certain âge. On les voit, du reste, se perpétuer sans réveiller aucune incommodité, toutes les fois qu'on arrive à débarrasser la muqueuse des phénomènes inflammatoires et à enrayer sa disposition fluxionnaire. Nous devons, néanmoins, ajouter que bien des personnes attachent une importance déraisonnable à ces granulations qui deviennent, pour quelques malades, un sujet de préoccupations constantes, et, pour certains névropathes, la cause occasionnelle d'un véritable état d'hypocondrie.

Les effets consécutifs de la cure se traduisent par l'atténuation progressive des phénomènes de catarrhe, des modifications favorables de la phonation, l'amendement des troubles auriculaires, et enfin par la cessation des poussées congestives qui entretiennent l'affection. La guérison s'obtient assez rapidement si le catarrhe pharyngo-laryngé n'est pas trop ancien et si la muqueuse n'est pas altérée dans sa texture. Dans le cas contraire, il faut des traitements répétés pour amener une guérison complète.

ANGINES GRANULEUSES ET INTERSTITIELLES. — Tandis que l'angine glanduleuse ou folliculaire se montre généralement chez des sujets jeunes, présentant les attributs du lymphatisme ou de la scrofule, l'angine granuleusé et interstitielle se développe à tout âge et presque toujours chez des sujets entachés d'arthritisme ou d'herpétisme.

A côté de ces deux formes, on rencontre assez souvent, et principalement chez les lympho-arthritiques, des formes mixtes qui participent des caractères de l'une et de l'autre.

La pharyngite granuleuse et interstitielle, qui est décrite, par certains auteurs, sous le nom d'angine chronique diffuse, donne lieu à deux variétés assez distinctes, suivant que le processus inflammatoire et hypertrophique a porté son action d'une façon plus marquée sur les glandes acineuses ou sur la trame vasculo-conjonctive de la muqueuse.

Dans la première, la paroi postérieure du pharynx, qui est plus ou moins rouge et hyperémiée, présente un aspect chagriné dû à de petites saillies produites par l'hypertrophie des glandes mucipares et de leurs conduits excréteurs. Outre ces petites granulations, on aperçoit quelques grosses granulations lymphoïdes discrètes et disséminées. La muqueuse, qui participe à ce processus hyertrophique, est non seulement tuméfiée mais encore légèrement épaissie, et présente une notable diminution d'élasticité; elle est tapissée de mucosités filantes et visqueuses, surtout au niveau des orifices glandulaires dont elles augmentent la saillie.

Dans la seconde variété d'angines interstitielles, la muqueuse, qui est d'un rouge sombre, est plus lisse.

moins humide et se trouve parfois sillonnée de vaisseaux flexueux et variqueux plus ou moins nombreux.
Les grosses granulations y sont plus rares que dans la
variété précédente, et font même quelquefois défaut.
L'épaississement hypertrophique y est plus accentué
et se montre également du côté de l'isthme du gosier
et surtout de la luette.

Lorsqu'il est plus prononcé sur les parties latérales du
pharynx, il produit des bourrelets (faux piliers) qui
gênent la déglutition et amènent des troubles de la
phonation.

Ces deux variétés d'angines interstitielles sont sujettes
à des poussées congestives assez fréquentes qui s'accompagnent de phénomènes de catarrhe dans la première,
et d'une tuméfaction congestive, sèche, dans la seconde.

A côté de cette disposition à l'irritabilité congestive,
nous devons signaler un état d'éréthisme nerveux local,
qu'on rencontre fréquemment chez les nerveux et les
neurasthéniques, enclins à l'hypocondrie, qui les
pousse à se décourager, à s'exagérer leurs sensations et
à se plaindre constamment de leur gorge. Ces sujets
présentent une augmentation de la sensibilité réflexe
de la muqueuse pharyngo-laryngée qui rend souvent
leur examen difficile et ils accusent des sensations de
brûlure, de sécheresse et de gêne douloureuse de la
déglutition qui ne sont pas toujours en rapport avec
l'état objectif de leur gorge.

PHARYNGO-LARYNGITES GRANULEUSES. — L'angine granuleuse et interstitielle ancienne s'accompagne presque toujours d'une inflammation laryngée qui s'est développée soit consécutivement, soit parallèlement, sous l'influence des mêmes causes qui ont déterminé l'affection pharyngée. A l'examen laryngoscopique, on trouve des lésions inflammatoires et hypertrophiques qui varient selon le degré et l'ancienneté de la laryngite.

Si cette affection est récente et légère, on ne constate que les signes d'une inflammation catarrhale circons-crite ou diffuse : rougeur, tuméfaction, aspect chagriné de la muqueuse, augmentation de ses sécrétions, altérations variables des cordes vocales qui sont plus ou moins hyperémiées et déformées. Lorsque la laryngite est plus ancienne et plus accentuée, on constate, outre la tuméfaction, un épaississement hypertrophique circonscrit ou diffus de la muqueuse et diverses saillies ou granulations rougeâtres, les unes constituées par des hypertrophies glandulaires, les autres par une prolifération conjonctive et épithéliale.

Enfin, dans les laryngites plus avancées, les lésions hypertrophiques consistent en une transformation dermo-papillaire et épidermoïdale de la muqueuse (pachydermie laryngée de Virchow).

La plupart des variétés de pharyngo-laryngite granuleuse sont justiciables des eaux, mais à des degrés divers. Ce sont surtout celles qui se sont développées chez des lympho-arthritiques ou herpétiques et dans lesquelles les phénomènes de catarrhe prédominent, qui sont le plus promptement et le plus complètement modifiées par le traitement thermal. La tendance aux poussées congestives, qui est plus accentuée chez les neuro-arthritiques, ne contre-indique pas l'emploi des eaux, mais donne lieu à des indications spéciales et exige certains ménagements dans l'application du traitement.

Les propriétés anti-catarrhales et résolutives de nos eaux s'exercent d'une façon manifeste non seulement sur les phénomènes sécrétoires et l'hyperplasie de l'appareil glandulaire, mais encore sur les lésions hypertrophiques de la muqueuse, lorsque celles-ci sont circonscrites et constituées par une prolifération conjonctive et surtout épithéliale de date peu ancienne.

Les eaux triomphent assez facilement des pharyngo-laryngites granuleuses qui ont évolué rapidement à la suite d'une angine infectieuse (rougeole, scarlatine, diphtérie) ou sous l'influence de poussées subaiguës répétées, favorisées par une perméabilité nasale insuffisante. La présence de faux piliers sur les parois latérales du pharynx constitue une complication tenace, surtout lorsque ces bourrelets sont dus à une prolifération conjonctive de la muqueuse plutôt qu'à un amas de glandes lymphoïdes.

Les laryngites nodulaires qu'on observe chez les

sujets jeunes peuvent guérir assez rapidement, lorsque les saillies nodulaires sont isolées et constituées par de simples proliférations épithéliales provoquées par des efforts vocaux. La guérison est plus difficile à obtenir, lorsque ces nodules s'accompagnent de saillies granuleuses plus développées, ayant amené une tuméfaction et une déformation des cordes vocales.

Les eaux ne peuvent exercer qu'une action limitée et palliative dans les cas de pachydermie laryngée plus ou moins diffuse qui ont évolué lentement et progressivement sous l'influence de causes professionnelles ou de l'abus du tabac et de l'alcool.

Traitement. — Si les angines glanduleuses réclament ordinairement des traitements locaux et généraux très actifs et énergiques, il n'en est pas de même des pharyngo-laryngites granuleuses qui, en raison de leur marche insidieuse, rémittente, de la variabilité de leurs caractères physiques et fonctionnels et surtout de leur tendance à la subacuïté, exigent un choix judicieux des sources et une grande surveillance dans leurs applications.

Le traitement local doit être institué de façon à combattre non seulement les lésions pharyngo-laryngées, mais encore les lésions nasales ou trachéo-bronchiques qui accompagnent souvent l'angine. Il consiste dans l'emploi de tous les moyens susceptibles de produire une action détersive et résolutive sur les muqueuses atteintes : gargarismes, douches pharyngiennes et pharyngo-nasales, humages et pulvérisations. Quant au traitement général destiné à modifier l'état constitutionnel ou diathésique, il comprend la boisson (la Raillère et Mauhourat), les bains (la Raillère, Pauze-Vieux, le Bois, le Petit Saint-Sauveur) et les douches révulsives ou écossaises (les Œufs, César, les Espagnols).

Hâtons-nous d'ajouter que tous ces moyens demandent à être diversement combinés et gradués, suivant le tempérament ou l'état constitutionnel du sujet, sa susceptibilité particulière, et enfin suivant les caractères plus ou moins irritables des lésions.

Chez les lympho-arthritiques, le traitement peut généralement être poussé avec activité, tandis que chez les neuro-arthritiques et chez tous les sujets qui présentent une tendance à l'irritabilité nerveuse ou congestive, le traitement doit être prescrit avec beaucoup de modération. Dans certains cas, il est bon de limiter ou même de retarder l'application du traitement local jusqu'à ce qu'on ait pu modifier, par un traitement général, l'état constitutionnel du sujet et qu'on se soit rendu compte de son mode réactionnel.

Dans le traitement des pharyngo-laryngites granuleuses, nous proscrivons le plus souvent l'eau de César et nous donnons la préférence à l'eau de la Raillère dont l'action élective et résolutive s'exerce d'une façon plus silencieuse et ne détermine pas, comme sa congénère, de brusques recrudescences inflammatoires. C'est pour ce motif que nous écartons toujours du traitement de l'angine, chez les sujets irritables ou congestifs, l'emploi des pulvérisations et des douches pulvérisées. Ce mode de traitement détermine des effets irritants qui résultent non seulement de l'action topique de l'eau de César qui alimente les appareils, mais encore du choc du liquide plus ou moins poudroyé sur la muqueuse. Nous le remplaçons avec avantage par les douches pharyngiennes et nasales, à faible pression, de l'établissement de la Raillère.

Les pharyngo-laryngites granuleuses et interstitielles sont généralement assez tenaces et exigent plusieurs cures. Néanmoins, on les voit s'améliorer après chaque saison, et bien souvent après avoir subi une recrudescence plus ou moins prononcée dans le cours de la cure. Cette amélioration se manifeste par la cessation ou l'atténuation des sensations d'aridité, de cuisson, de chatouillements et de la gêne de la déglutition, par la diminution de la toux *(hem)* et des raclements pharyngo-laryngés, une facilité plus grande de l'expectoration, et par des modifications importantes de la voix, qui est moins voilée, moins rauque et plus facile. Cet amendement des troubles fonctionnels coïncide avec des changements survenus dans l'état de la muqueuse pharyngo-laryngée et dans son appareil glandulaire.

Cette muqueuse présente une coloration moins foncée; elle est moins hyperémiée et tuméfiée; elle a perdu son aspect dépoli, chagriné, et se trouve détergée des mucosités visqueuses et adhérentes qui la tapissaient. Les granulations lymphoïdes elles-mêmes participent à cette amélioration; elles sont moins saillantes et moins rouges.

A l'examen laryngoscopique, on constate une diminution de l'hyperémie et de la tuméfaction des replis arythéno-épiglottiques, ainsi que des bandes ventriculaires et bien souvent des modifications favorables dans la forme, l'aspect et la motilité des cordes vocales.

A côté de ces effets immédiats, nous devons signaler les effets consécutifs qui résultent de l'action modificatrice puissante et à longue portée de nos eaux et qui peuvent se résumer ainsi : diminution progressive du processus irritatif, atténuation et même disparition des poussées congestives et inflammatoires, et enfin tendance à une résorption plus ou moins complète des exsudats ou des hyperplasies de la trame de la muqueuse et de son appareil glandulaire.

PHARYNGO-LARYNGITES SÈCHES OU ATROPHIQUES

La pharyngo-laryngite atrophique, qui est très tenace et parfois rebelle aux médications ordinaires, est souvent traitée avec avantage à Cauterets.

Les eaux se montrent généralement efficaces dans les formes légères et de date récente, surtout lorsque l'affection est bornée à la paroi pharyngée. Leur action est beaucoup plus limitée et plus lente à se produire, lorsque l'affection s'est étendue depuis longtemps au larynx et détermine des troubles fonctionnels assez intenses. Cependant, on peut espérer enrayer la maladie dans sa marche progressive et obtenir une amélioration durable, toutes les fois que les phénomènes inflammatoires dominent et que les lésions atrophiques sont encore peu accentuées dans le larynx.

L'application des eaux à cette affection comporte deux modes de traitement : l'un, dirigé contre la maladie locale, et l'autre, approprié à l'état général.

Le traitement local doit être dirigé non seulement contre les lésions pharyngo-laryngées, mais encore contre les lésions nasales ou pharyngo-nasales qui constituent l'une des causes les plus effectives de cette affection. Il consiste dans l'emploi des gargarismes, inhalations, pulvérisations, douches pharyngo-nasales, c'est-à-dire dans l'emploi de tous les moyens susceptibles de déterger la muqueuse, d'exciter ses sécrétions et de modifier ou même ramener l'hyperémie ainsi que la vascularisation dans certaines parties.

C'est en provoquant, avec des moyens plus ou moins énergiques et répétés, une irritation substitutive qu'on parvient souvent à modifier la vitalité de la muqueuse,

6

à enrayer le processus atrophique et à empêcher sa propagation dans les régions voisines. Hâtons-nous d'ajouter que cette irritation substitutive, qui est habituellement suivie d'effets favorables dans tous les cas qui présentent des caractères d'atonie et de chronicité marquée, doit être surveillée et maintenue dans des limites pour ainsi dire thérapeutiques chez les sujets nerveux, dont les lésions locales s'accompagnent d'un certain degré d'excitabilité nerveuse ou congestive.

Ce traitement local demande à être complété et secondé par un traitement général approprié aux conditions constitutionnelles ou diathésiques du malade. On doit combattre le lymphatisme ou la scrofule, qu'on trouve le plus souvent associés à la pharyngo-laryngite sèche, par l'emploi de la boisson, bains et douches des eaux les plus sulfureuses et les plus excitantes (César, les Espagnols), tandis qu'on doit recourir de préférence aux **eaux de la Raillère** et de Pauze-Vieux dans les cas liés à l'arthritisme ou à l'herpétisme.

Il ne faut pas oublier que cette affection est tenace, très sujette aux récidives, et qu'elle exige des traitements longs et suffisamment répétés.

Lorsque l'affection n'est pas trop ancienne, on voit se produire un véritable travail de réparation du côté des lésions locales, dès la première saison.

L'amélioration se traduit par l'amendement des principaux troubles fonctionnels et par des changements d'aspect de la muqueuse : les sensations de sécheresse, d'irritation et de piqûres sont sensiblement atténuées ; la voix est favorablement modifiée, elle est moins voilée ou moins rauque et plus facile ; les quintes de toux sont plus espacées et moins pénibles, les sécrétions sont moins rares, plus fluides et n'ont plus cette tendance à s'étaler en nappe ou à se concréter sous forme de croûtes ; enfin, la muqueuse paraît moins luisante et présente une coloration rosée dans les parties où elle avait un aspect blanchâtre ou nacré ; elle est moins rouge, moins hyperémiée dans les autres parties, et ne semble plus être le siège d'une desquamation épithéliale active. Tous ces effets, en s'accentuant et se complétant après chaque cure, tendent à amener, à la longue, la disparition de la maladie.

SURDITÉS CATARRHALES

CATARRHE CHRONIQUE DE L'OREILLE MOYENNE

Nous utilisons fréquemment l'action curative spéciale que nos deux principales sources exercent sur les inflammations chroniques des premières voies respiratoires pour combattre les surdités de nature catarrhale. Ces états morbides se rattachent à diverses lésions ou locali sations du catarrhe chronique de l'oreille moyenne dont les principales sont : le catarrhe tubaire, le catarrhe de la caisse et l'épaississement ou sclérose de la muqueuse de l'oreille moyenne.

Ces lésions, qui dérivent d'un même processus morbide, peuvent exister isolément, mais le plus souvent elles tendent à se confondre en s'ajoutant les unes aux autres. Elles résultent habituellement de poussées congestives liées à un état constitutionnel ou diathésique et qui ont leur point de départ dans la muqueuse naso-pharyngienne.

Le traitement thermal du catarrhe chronique de l'oreille moyenne se confond pour ainsi dire avec celui du catarrhe naso-pharyngien avec lequel nous le trouvons habituellement associé.

Nous savons que rien n'entretient l'hyperémie de la muqueuse de l'oreille, comme une congestion chronique de la muqueuse pharyngo-nasale abandonnée à elle-même. Nous savons également que les malades, atteints d'un catarrhe auriculaire, ont une sensibilité particulière de la muqueuse de la caisse qui se réveille sous l'influence de la moindre cause. Aussi est-ce en amendant l'inflammation de la muqueuse rétro-nasale, en remédiant à sa disposition fluxionnaire que nos eaux parviennent à modifier les lésions de la trompe et de la cavité tympanique. De même que l'inflammation se propage par continuité de tissus, de même aussi sa résolution peut s'opérer sous l'influence d'une action de voisinage.

Hâtons-nous d'ajouter que si la médication thermale est souvent impuissante à amener la guérison d'une surdité catarrhale due à des lésions plus ou moins avancées de l'oreille moyenne, elle peut, néanmoins, être employée avec avantage, dans bien des cas, pour arrêter les progrès de la maladie, c'est-à-dire pour conserver ce qui reste de l'ouïe et combattre la disposition aux récidives.

Il va sans dire que la médication ne peut être opportunément appliquée que lorsque l'affection auriculaire ne présente pas de phénomènes d'acuité et que l'obstruction de la trompe n'est pas trop prononcée.

Il y a, en effet, un bon nombre de cas qui exigent un traitement préparatoire, destiné à amender la poussée inflammatoire et à rétablir la perméabilité de la trompe pour faciliter ainsi l'écoulement des exsudats séro-muqueux qui obstruent l'oreille moyenne.

Les résultats qu'on peut attendre de la cure thermale sont subordonnés à l'âge du malade, à la nature des lésions, à leur siège et à leur ancienneté.

D'une façon générale, on peut dire que plus le malade est âgé, plus le catarrhe est ancien, et enfin plus les altérations de la caisse sont étendues, moins on doit compter sur une amélioration.

C'est surtout chez les enfants que nous observons les

résultats les plus prompts et les plus complets, lorsqu'il s'agit de combattre l'obstruction de la trompe produite ou entretenue par un coryza à répétition ou par des angines fréquentes.

Chez les vieillards, au contraire, le traitement est bien souvent impuissant pour remédier à une surdité catarrhale, parce que les lésions du catarrhe de l'oreille se compliquent ordinairement d'un relâchement des lèvres de la trompe amené par l'affaiblissement des muscles de la déglutition.

Lorsque le catarrhe n'est pas très ancien, on obtient des résultats d'autant plus satisfaisants que le traite-ment est appliqué plus près du début des accidents. Malheureusement bien des malades recourent à la médication thermale trop tard, c'est-à-dire lorsque le catarrhe, déjà invétéré, est devenu incurable, par suite des lésions qu'il a déterminées du côté de l'oreille interne.

Dans les catarrhes tubaires, on peut espérer de bons effets de la cure et même amender complètement la dysécie, s'il n'existe pas encore de lésions secondaires du côté des fenêtres labyrinthiques, pourvu qu'on maintienne la perméabilité de la trompe, tout en combattant le catarrhe naso-pharyngien.

Lorsque le catarrhe s'est étendu à la caisse, les résultats sont très variables et souvent difficiles à prévoir. Il est, en effet, impossible de juger, d'après l'examen du tympan, de l'état de l'oreille interne, dans certains cas de surdité ancienne et très prononcée. Aussi ne peut-on se baser, pour porter un pronostic, c'est-à-dire pour distinguer les cas relativement favorables des cas à peu près incurables, que sur la transmission des sons de la montre et du diapason par les os du crâne et surtout sur les premiers effets du traitement. Il est certain qu'on peut presque toujours compter sur une amélioration, lorsqu'on voit se produire des modifications du côté de l'ouïe et des sensations subjectives, dès les premiers jours de la cure. On devra, au contraire, perdre tout espoir d'enrayer la maladie, toutes les fois que les bourdonnements seront continus et nullement influencés par le traitement, alors même qu'il se serait produit d'abord une amélioration de l'ouïe.

En général, les dysécies même prononcées et de date récente, et celles qui progressent par saccades sont plus faciles à améliorer que celles qui sont anciennes et à marche lente, presque stationnaire.

Nos eaux modifient rarement les cas de surdité ancienne et intense qui ont débuté par des bruits subjectifs continus et ont suivi une marche progressive. Ces cas se rapportent généralement à des catarrhes secs développés d'emblée et ayant amené promptement des lésions des fenêtres et du labyrinthe.

Les inflammations avec tuméfaction de la muqueuse et hypersécrétion catarrhale sont plus susceptibles d'amélioration que les formes sèches qui s'accompagnent d'exsudations interstitielles et d'adhérences anormales de la caisse. Ces dernières formes sont à peu près incurables, quand elles se rencontrent chez les vieillards.

Parmi les formes réfractaires à la médication thermale, nous devons citer la forme sclérémateuse généralisée, caractérisée par l'épaississement uniforme de la membrane du tympan et sa coloration gris foncé. Lorsque la sclérose du tympan est partielle, circonscrite, avec coloration blanchâtre, et lorsqu'il n'existe que des synéchies limitées, on peut encore espérer enrayer le processus inflammatoire et prévenir une surdité absolue chez les sujets jeunes dont l'état général est assez satisfaisant, si toutefois l'affection n'est pas trop ancienne.

La connaissance de l'état diathésique, qui domine le catarrhe, doit être pris en considération dans tous ces cas. Ainsi les catarrhes scrofuleux se montrent ordinairement plus tenaces que les catarrhes herpétiques et arthritiques. Cependant, si ces dernières variétés cèdent quelquefois plus rapidement à l'action de nos eaux, par contre, elles deviennent plus complètement incurables, lorsqu'elles sont invétérées. Les catarrhes arthritiques surtout produisent, presque toujours, au bout de quelque temps, des exsudations interstitielles et des synéchies plus ou moins étendues qui rendent toute amélioration impossible.

L'application des eaux au catarrhe naso-pharyngien et auriculaire comporte deux modes de traitement : l'un dirigé contre l'état local et l'autre approprié à l'état général.

Le traitement local présente une grande importance. Il consiste dans l'ensemble des moyens propres à mettre la muqueuse pharyngo-nasale en contact plus ou moins prolongé avec l'eau sulfureuse, dans le but de la déterger, de la lubrifier et consécutivement de modifier sa vitalité et ses sécrétions. Ces moyens sont ; le gargarisme, la douche nasale et rétro-nasale, le humage et la pulvérisation.

Outre leur action topique sur la muqueuse, ces moyens exercent une action directe sur les muscles palatins, qui jouent un rôle important dans le mécanisme fonctionnel de la trompe. Ils peuvent, en provoquant la contraction répétée de ces muscles, augmenter leur force de contractilité et remédier à leur insuffisance dans bien des cas.

Le traitement thermal du catarrhe pharyngo-auriculaire demande souvent à être secondé, dans ses effets, par l'application de solutions caustiques destinées à réprimer les granulations ou végétations situées dans le voisinage de la trompe et à modifier les inflammations anciennes de la muqueuse rétro-nasale.

Il est également très important d'insuffler de l'air dans les caisses, pendant la cure, soit par le procédé de

Politzer ou de Valsalva, soit avec l'aide du cathétérisme de la trompe. Ce moyen est d'autant plus indiqué que les malades éprouvent, généralement, sous l'influence du traitement thermal, une augmentation de surdité due à une recrudescence d'hyperémie et de tuméfaction de la muqueuse.

L'insufflation d'air dans l'oreille constitue par elle-même un moyen de traitement utile, non seulement pour rétablir l'équilibre entre l'air de la caisse et celui du pharynx, mais encore pour chasser les mucosités qui encombrent la trompe et la cavité tympanique et aussi pour lutter contre la tendance aux adhérences, en exerçant une pression mécanique (sorte de massage) sur le tympan et les membranes des fenêtres.

Bien que le traitement local du catarrhe pharyngo-auriculaire semble présenter une importance prépondérante, le traitement général, comprenant la boisson, le bain et la douche, n'en est pas moins utile pour seconder et compléter ses effets.

L'emploi combiné de ces divers moyens peut remplir des indications générales se rapportant au catarrhe lui-même et des indications particulières concernantles états constitutionnels ou diathésiques qui dominent l'affection catarrhale.

Le plus souvent la dysécie subit des variations ou même augmente considérablement dans le cours de la cure. Aussi, bien des malades sont-ils disposés à se dé-

courager et à abandonner le traitement thermal. Il est
donc utile de les prévenir que la médication locale produit, par son action irritante sur la muqueuse, soit la
diminution momentanée du calibre de la trompe, soit
l'oblitération de son ouverture et que, dans ces cas,
l'augmentation de surdité vient pour ainsi dire témoi-
gner de la nature catarrhale de l'affection.

Les modifications favorables de l'ouïe sont quelquefois lentes à se produire dans les inflammations profondes et anciennes, mais elles s'accentuent généralement d'une façon manifeste, après la cessation du
traitement thermal, lorsque tout phénomène d'excitation
locale a disparu.

N'oublions pas de dire, en terminant, combien il importe de soumettre les catarrhes pharyngo-auriculaires
à des traitements longs et répétés, à raison de leur ténacité et de leur tendance aux récidives.

BRONCHITE CHRONIQUE OU CATARRHE BRONCHIQUE

La cure du catarrhe bronchique peut être considérée
comme l'une des applications les plus communes et les
plus spéciales des principales sources de Cauterets.

Cette affection se présente, dans la pratique thermale,
sous des aspects extrêmement variés. Elle constitue
rarement un état pathologique simple, régulier et bien
défini. Aussi s'exposerait-on à des mécomptes, si on se

bornait à envisager la phlegmasie chronique d'une manière objective, dans son siège, son étendue, son intensité, et si on ne cherchait à remonter à son origine pathogénique.

Lorsqu'on analyse ses principaux symptômes ou troubles fonctionnels et qu'on observe leurs allures, leur succession et leurs complications, on arrive facilement à reconnaître qu'il y a au-dessus de la plegmasie un état constitutionnel ou diathésique qui l'entretient et lui donne des caractères spéciaux et une ténacité particulière. Dans certains cas, on reconnaît que le catarrhe bronchique s'est développé directement sous l'influence de la diathèse et peut être considéré comme une modalité pathologique de cette affection.

De la connaissance des conditions pathogéniques du catarrhe découlent des indications thérapeutiques précises qui nous permettent de combiner la médication spéciale du catarrhe avec la médication réclamée par les conditions générales de l'organisme.

Les principales diathèses qui dominent le catarrhe bronchique sont : l'herpétisme, l'arthritis et la scrofule. Les trois formes qu'elles déterminent se distinguent par des caractères assez tranchés.

Le catarrhe herpétique est une forme que nous observons assez souvent à Cauterets. Il est caractérisé par la fréquence des points névralgiques intercostaux, par une oppression plus ou moins intense et intermittente, par l'alternative d'apparition de dartres cutanées et d'inflammations ou de fluxions bronchiques. La toux et l'expectoration varient suivant la forme qu'affecte le catarrhe qui peut, comme la dartre cutanée, se présenter sous les deux formes sèche et humide. Dans le premier cas, la fluxion érythémateuse de la muqueuse provoque des quintes de toux sèche et des sensations d'aridité et de chaleur dans la poitrine. Dans la forme humide, l'inflammation atteint généralement les follicules muqueux et produit quelquefois l'hypertrophie folliculaire.

Dans ce cas, l'expectoration est visqueuse ou pituiteuse et plus ou moins abondante ; la toux s'accompagne fréquemment de sifflements trachéaux de sibilances et d'exacerbations brusques et fréquentes de dyspnée.

Pour combattre ces divers catarrhes herpétiques, nous recourons de préférence à l'eau de la Raillère qui leur convient d'une façon spéciale. Cependant nous combinons assez souvent son emploi en boisson avec celui des sources les plus alcalines et les plus sulfureuses (César, les Espagnols) appliquées en bains et douches, et notamment dans les cas où il est utile de chercher à rappeler au dehors, par un traitement hyperthermal, le principe dartreux répercuté sur les bronches.

Les gargarismes, les humages et les pulvérisations sont avantageusement prescrits pour modifier localement l'inflammation catarrhale et pour seconder l'action élective de l'eau prise en boisson.

La bronchite herpétique s'amende assez rapidement, et dès la première saison, lorsque l'inflammation n'est pas très ancienne et n'a pas produit d'altérations de texture trop profondes de la muqueuse. La bronchite qui s'accompagne d'épaississement de la muqueuse et d'hypertrophie glandulaire est plus tenace et exige plusieurs saisons consécutives.

Les inflammations catarrhales, de nature arthritique, sont plus superficielles et plus étendues que les catarrhes herpétiques. Elles présentent des caractères fluxionnaires mobiles et se compliquent fréquemment d'un certain degré d'éréthisme. Elles donnent lieu à des douleurs rétro-sternales, à une dyspnée intermittente avec paroxysmes plus ou moins prononcés, et à des quintes de toux sèche se terminant par une expectoration muco-séreuse ou pituiteuse. On les reconnaît également aux antécédents des malades, à leur impressionnabilité aux influences atmosphériques, et surtout à l'alternance de manifestations rhumatismales ou goutteuses et de fluxions bronchiques.

Bien que l'eau de la Raillère ne semble pas jouir d'une spécialité d'action aussi marquée dans les inflammations arthritiques que dans les formes herpétiques, nous l'appliquons, néanmoins, avec avantage dans un grand nombre de cas. Nous bornons le plus souvent

son emploi à la boisson en l'associant à celle de Mauhourat, et nous prescrivons, en même temps, les eaux
dégénérées ou à faible sulfuration (le Bois, les Œufs,
le Petit Saint-Sauveur) en bains et douches.

L'eau de Mauhourat est administrée à hautes doses,
non seulement pour produire une action dépurative et
dérivative, mais encore pour atténuer l'action excitante
locale de l'eau de la Raillère sur la muqueuse respiratoire. Quant au traitement externe, il contribue à
amender l'état diathésique rhumatismal qui est souvent
lié à une perversion des fonctions cutanées.

Le traitement des bronchites arthritiques demande,
dans bien des cas, à être modéré et surveillé attenti-
vement pour éviter une action excitante perturbatrice
trop intense.

Les inflammations bronchiques liées à la scrofule
cèdent facilement à l'emploi de nos eaux, lorsqu'elles
sont superficielles et de date peu ancienne. Elles
deviennent, au contraire, très rebelles, lorsqu'elles se
compliquent d'adénopathie trachéo-bronchique ou
s'accompagnent de gonflement, de vascularisation,
de fongosités, quelquefois de granulations et même
d'ulcérations de la muqueuse.

Les bronchites scrofuleuses se font remarquer par la
faible intensité des phénomènes dyspnéiques et nerveux,
par une expectoration abondante de matières muco-
purulentes verdâtres, par l'absence de douleurs thora-

ciques et leur coïncidence avec des adénopathies variées.

C'est principalement dans les catarrhes scrofuleux anciens qu'on rencontre parfois des dilatations bronchiques se manifestant par de gros râles humides qui simulent ceux des cavernes tuberculeuses.

Les bronchites scrofuleuses présentent des caractères d'atonie très marquée qui contrastent avec les caractères spasmodiques ou éréthiques des formes précédentes. Aussi leur opposons-nous ordinairement les eaux les plus sulfureuses et les plus excitantes.

Pour modifier la vitalité de la muqueuse, nous ne craignons pas de recourir quelquefois à l'action substitutive de nos eaux, en insistant sur le traitement local (inhalation, pulvérisation), sans négliger toutefois le traitement général destiné à agir sur l'état constitutionnel, par ses effets reconstituants et dépuratifs.

En dehors de ces catarrhes complexes, nous observons quelques cas de bronchite simple qu'on ne peut rattacher à aucune affection constitutionnelle. Ces catarrhes ont quelquefois pour point de départ des inflammations répétées qui ont laissé à leur suite des modifications de texture de la muqueuse et une exagération de la sécrétion, constituant une sorte d'habitude morbide. Ces catarrhes, qui se montrent généralement sur des sujets lymphatiques ou sur des constitutions délabrées ou anémiées, guérissent habituellement sous l'influence de nos eaux dont les propriétés reconstituantes viennent en aide à l'action directe qu'elles exercent sur le catarrhe bronchique.

Nos eaux peuvent être utilement employées, à titre de médication préventive, pour combattre un état de susceptibilité très grande de la muqueuse bronchique qu'on rencontre chez quelques personnes et qui, joint à certaines conditions de tempérament ou de constitution, favorise le développement d'un catarrhe.

En somme, on peut dire, d'une façon générale, que toutes les formes de bronchites chroniques peuvent être traitées avantageusement par nos eaux, puisque les contre-indications absolues à leur emploi se rapportent aux complications du catarrhe plutôt qu'à l'affection elle-même. Ce sont : les affections avancées du cœur et des gros vaisseaux, les névroses, la disposition aux névralgies, etc. Cependant il est bon de tenir compte, dans le traitement du catarrhe bronchique, du tempérament du malade, du degré d'ancienneté de la maladie, de l'abondance de l'expectoration et de certaines circonstances qui peuvent faire modifier] les indications du traitement et exiger des précautions dans l'administration des eaux. Ainsi, nous voyons que la médication sulfureuse, qui convient surtout au catarrhe développé sur des tempéraments lymphatiques et des constitutions atoniques, réclame beaucoup de ménagements lorsqu'on a affaire à des sujets nerveux, excitables ou névropathiques. Cette remarque s'applique également aux sujets sanguins et à ceux dont le cœur n'est pas dans un état d'intégrité complète.

Les eaux doivent être employées avec modération, dans les catarrhes anciens et à sécrétions abondantes, et surtout dans le catarrhe des vieillards qui agit, en quelque sorte, comme un émonctoire naturel pouvant suppléer les fonctions de la peau devenues très imparfaites par suite des progrès de l'âge. Elles peuvent, cependant, intervenir utilement toutes les fois que la sécrétion bronchique est assez abondante pour altérer l'économie et lorsque le catarrhe se complique d'un état de susceptibilité de la muqueuse qui tend à produire des exacerbations fréquentes et à favoriser le développement d'une dilatation bronchique ou d'un emphysème plus ou moins généralisé. Du reste, dans la plupart des catarrhes séniles, il ne faut demander aux eaux qu'une action palliative et écarter toute action perturbatrice, parce qu'on ne peut que modifier et non supprimer les actes pathologiques anciens chez les vieillards.

La tendance aux recrudescences aiguës, la disposition aux congestions et aux engorgements pulmonaires sont des circonstances qui doivent faire modifier l'administration du traitement thermal. Il va sans dire qu'il doit toujours être suspendu, pendant les périodes d'exacerbation, et toutes les fois que le catarrhe se complique d'un accident aigu.

La médication doit être non seulement adaptée aux différentes formes que présente cette affection, mais encore modifiée suivant les tempéraments et les prédispositions individuelles.

Lorsqu'on a affaire à des tempéraments nerveux, excitables ou disposés aux congestions, c'est-à-dire à des sujets qui ne peuvent supporter, sans danger, la moindre excitation thermale, on doit limiter le traitement à la boisson, aux bains de pieds et aux inhalations de courte durée.

On doit agir de la même façon, dans les cas de catarrhes généralisés, compliqués d'emphysème étendu et déterminant une dyspnée assez intense. On emploiera, au contraire, une médication un peu active comprenant, outre la boisson et les inhalations répétées et prolongées, des bains et douches révulsives ou écossaises, dans les catarrhes développés sur des sujets lymphatiques et atones, et surtout lorsque l'affection est limitée et siège principalement dans les grosses bronches.

L'action que les eaux exercent sur le catarrhe bronchique est facile à comprendre. Elles produisent, sur la muqueuse des voies respiratoires, une action élective spéciale résultant de l'élimination d'une partie des principes sulfurés introduits dans le torrent circulatoire, par les divers modes d'application du traitement.

A cette élection élective viennent encore s'ajouter les

effets topiques produits, sur la muqueuse, par le contact des vapeurs sulfureuses.

C'est à cette double action locale qu'il faut attribuer les changements qui s'opèrent, au bout de quelques jours de traitement, du côté des sécrétions bronchiques : la toux devient plus facile et l'expectoration plus abondante ; en même temps, les crachats changent de nature et se fluidifient ; de muco-purulents, ils deviennent muqueux et séro-muqueux, puis ils diminuent peu à peu de quantité jusqu'à la guérison. Ce résultat s'obtient quelquefois assez rapidement, lorsque le catarrhe n'est pas trop ancien et lorsque la muqueuse n'est pas altérée dans sa texture. Dans le cas contraire, il faut des traitements répétés pour amener une guérison complète.

On voit quelquefois survenir, dans le cours de la cure, des phénomènes d'excitation locale et générale qui obligent à suspendre momentanément le traitement. Ce sont : une recrudescence de toux coïncidant avec une diminution de l'expectoration, le réveil de douleurs thoraciques, l'augmentation de la dyspnée, de l'insomnie, de l'agitation la nuit, etc.

Le plus souvent il suffit de suspendre le traitement pendant quelques jours pour voir ces accidents s'amender et faire place à une amélioration marquée.

CONGESTION PULMONAIRE CHRONIQUE.

Cet état morbide, qui était autrefois confondu avec d'autres affections des organes respiratoires et surtout avec la bronchite chronique et la tuberculose avec lesquelles il coexiste fréquemment, a été parfaitement décrit par Bouchut. Il consiste dans une sub-inflammation ou une hyperémie partielle du poumon et se traduit par des signes physiques qui se rapprochent beaucoup de ceux de la phtisie au premier degré. Aussi le diagnostic différentiel de ces deux affections présente-t-il de grandes difficultés et donne-t-il souvent lieu à des erreurs. C'est bien ce qui a fait dire à Bouchut que les phtisies au premier degré que l'on guérit aux eaux sulfureuses ne sont que des congestions pulmonaires chroniques. Cette assertion qu'il nous a été donné de confirmer assez souvent à Cauterets, me paraît, cependant, beaucoup trop générale, parce qu'elle semble impliquer, d'une façon absolue, l'inefficacité des eaux dans la phtisie au premier degré.

La congestion pulmonaire chronique débute rarement d'emblée; elle succède souvent à des fièvres éruptives, des pneumonies, des pleuro-bronchites, et elle n'est que la conséquence de la résolution incomplète d'une inflammation aiguë. Le plus souvent elle est entretenue par l'herpétisme, l'arthritis, la scrofule ou la tuberculose.

Elle donne lieu aux mêmes indications que la bronchique chronique et elle réclame le même mode de traitement que cette affection dont elle constitue une complication assez fréquente.

PLEURÉSIE CHRONIQUE.

Nos eaux peuvent être utilement appliquées au traitement des pleurésies chroniques. Elles sont surtout indiquées pour combattre les reliquats de pleurésie constitués par des exsudats pseudo-membraneux, infiltrés ou non de sérosité, qui accompagnent ou entretiennent quelquefois un catarrhe bronchique. Nous savons combien il importe de résoudre ces exsudats qui jouent souvent le rôle d'épines et deviennent, dans quelques cas, le point de départ de mouvements fluxionnaires et, dans d'autres, le siège d'une infiltration granuleuse chez les sujets tuberculeux.

Les eaux n'ont pas d'action spéciale et directe sur les affections de la plèvre, mais elles peuvent, grâce à leurs diverses actions générales et locales, provoquer un travail de résolution et de réparation du côté des lésions pleurales.

La résolution devient plus difficile à obtenir, lorsque

ces lésions se compliquent d'un épanchement séreux ou purulent ancien. Dans ces cas, la médication doit être le plus souvent proscrite, à moins qu'on ne se trouve en présence d'un épanchement d'origine manifestement rhumatismale dont la persistance est due à certaines conditions de l'organisme, telles qu'un état d'asthénie générale enté sur un tempérament lymphatique, susceptibles d'être heureusement modifiées par la médication sulfureuse.

Le traitement de la pleurésie chronique se confond avec celui de la bronchite qui l'accompagne. Il consiste le plus souvent dans l'emploi des eaux les plus sulfureuses et les plus actives (César, la Raillère) en boisson, bains, humages et douches. L'eau de Mauhourat est également administrée en boisson et à hautes doses, dans le but de produire une forte action diurétique et dérivative. On ajoute souvent à ce traitement des douches résolutives à 37-38° C., appliquées au niveau des parties malades. La douche locale doit être administrée avec une grande prudence. On combine généralement son emploi avec celui d'une douche générale chaude destinée à produire une action révulsive étendue et à prévenir des phénomènes d'excitation locale trop prononcés.

Les résultats qu'on retire de la cure thermale sont habituellement lents à se produire. Ils ne se manifestent que consécutivement à l'amélioration de l'état général et ne s'accentuent, le plus souvent, que quelques semaines après la cessation du traitement thermal. Ils se traduisent, à la percussion et à l'auscultation, par la diminution de la matité, des frottements pleuraux et des râles fins qui les accompagnent, et aussi par la perception du bruit respiratoire dans des points où il était complètement masqué.

EMPHYSÈME PULMONAIRE

On sait que l'emphysème est une affection à évolution lente et graduelle et qui ne présente de gravité que par les désordres et les complications qu'elle engendre à la longue. De là, la tendance d'un grand nombre de médecins à négliger cette affection et à la considérer comme une infirmité à peu près incurable. Nous croyons que cette assertion est trop absolue et ne s'applique qu'aux cas invétérés et compliqués. Il est certain que lorsque les vésicules pulmonaires sont le siège d'une distension exagérée, lorsque le tissu inter-alvéolaire a subi des altérations de texture et lorsque les canaux bronchiques sont plus ou moins relâchés ou dilatés, on ne peut pas espérer faire revenir les poumons à leur état anatomique normal. Néanmoins, nous voyons que nos eaux interviennent utilement dans un grand nombre de cas pour produire sinon une guérison, du moins un soulagement et souvent une amélioration durable. C'est en amendant le catarrhe bronchique, en désobstruant les bronches ainsi que les vésicules pulmonaires et en remédiant à la disposition fluxionnaire de la muqueuse, que nos eaux parviennent à enrayer l'emphysème dans sa marche graduelle. Elles peuvent ainsi prévenir ou combattre les suites presque inséparables de cette affection : troubles circulatoires, hypertrophie et dilatation du cœur droit, bronchorrhée, asthme secondaire.

Elles peuvent également prévenir le développement de la tuberculose pulmonaire, qui profite quelquefois de l'influence de l'affaiblissement progressif résultant de l'insuffisance de l'hématose et de l'abondance de l'expectoration.

Chez l'enfant, l'emphysème est susceptible de guérir à peu près complètement lorsqu'il est traité à une époque assez rapprochée de son début et lorsqu'il s'est développé assez vite, à la suite d'une coqueluche violente ou de crises de bronchite sibilante spasmodique ou même de véritables crises d'asthme liées à une affection arthritique ou herpétique. Dans tous ces cas, les eaux peuvent agir favorablement sur l'affection diathésique et enrayer le développement de l'emphysème en amendant le spasme bronchique et l'hyperémie de la muqueuse. On s'explique ce résultat, lorsqu'on songe que les troubles fonctionnels précèdent la lésion organique et que celle-ci ne devient permanente que tardivement chez les enfants, alors que l'affection a altéré la structure de l'organe par des attaques longues et répétées.

Chez l'adulte, les cas de guérison deviennent plus rares. Nos eaux peuvent cependant triompher d'un emphysème commençant ou enrayer complètement la tendance à l'emphysème qu'on rencontre principalement chez des arthritiques sujets à des poussées fréquentes de bronchite spasmodique, donnant lieu à des sibilances et parfois à des crises ¿d'emphysème subaigu et temporaire.

A part ces cas malheureusement trop rares aux eaux, nous avons ordinairement affaire à des emphysèmes définitifs, dont la lésion plus ou moins accentuée s'accompagne d'une inflammation bronchique persistante.

D'une façon générale, on peut dire que nos eaux conviennent à la plupart des emphysèmes bronchitiques ; mais elles sont plus spécialement indiquées toutes les fois que l'emphysème s'est développé sous l'influence d'une diathèse arthritique ou herpétique, avec le concours actif de poussées bronchitiques ou d'accès d'asthme. Elles agissent, au contraire, avec moins d'efficacité dans les cas d'emphysème dits *essentiels,* qui ne se sont compliqués que tardivement d'un catarrhe bronchique ou d'un asthme secondaire.

Le résultat définitif dépend beaucoup de l'étendue et du degré de la lésion emphysémateuse. Il est certain qu'on peut espérer un résultat satisfaisant toutes les fois que l'affection n'a pas encore envahi la totalité des poumons et que la capacité respiratoire, constatée à l'aide du spiromètre, subit des variations notables dans le cours du traitement.

Lorsque l'emphysème a remplacé un asthme ancien, les eaux peuvent intervenir utilement pour atténuer la bronchorrhée et les crises dyspnéiques si le muscle cardiaque est encore en état de lutter contre la dilatation progressive de ses cavités droites.

Comme on le voit, les eaux peuvent remplir des indications prophylactiques et des indications curatives. Mais ces deux ordres d'indications, qui se confondent dans l'application du traitement, se rapportent surtout aux complications bronchiques plutôt qu'à l'affection elle-même. Cependant, la médication dirigée contre le catarrhe agit indirectement sur les lésions de l'emphysème. Grâce, en effet, à son action excitante générale jointe à son action élective spéciale, elle tend à réveiller la tonicité des fibres élastiques du poumon et à rendre aux muscles lisses des bronches une partie de leur contractilité qui leur permet d'expulser avec plus d'énergie l'air et les mucosités contenus dans les dernières ramifications bronchiques.

Elle semble aussi, dans bien des cas, exercer une

action favorable sur les troubles nutritifs du parenchyme pulmonaire, d'origine diathésique, qui ont favorisé le développement de l'emphysème.

Les principales contre-indications à l'emploi des eaux se déduisent de l'état du sujet, de l'ancienneté et du degré de la lésion emphysémateuse et aussi de certaines complications.

Elles sont contre-indiquées lorsque l'emphysème, développé chez des sujets nerveux, irritables, est accompagné d'un certain degré d'éréthisme qui ne supporte pas la moindre excitation thermale.

Elles doivent être proscrites chez les vieillards, non seulement dans les formes atrophiques ou scléreuses, mais encore dans tous les cas où l'affection est généralisée et compliquée d'une bronchorrhée intense et ancienne.

La complication de certaines lésions cardiaques (hypertrophie et dilatation légère du cœur droit) ne constitue pas une contre-indication à l'emploi de nos eaux; mais elle exige une grande surveillance et une modération relative dans l'administration du traitement thermal. Il va sans dire qu'elles doivent être proscrites dans la période cardiaque de l'emphysème, lorsque la dilatation du cœur droit a amené une insuffisance de la valvule tricuspide, des troubles circulatoires périphériques et une tendance à l'asystolie.

En somme, nous pouvons dire que nos eaux sont

aptes à produire une action complexe et vraiment efficace dans le traitement de l'emphysème. En effet, nous observons souvent de véritables transformations dans l'état de nos malades sous l'influence de plusieurs cures successives. Dès la première saison, nous voyons les phénomènes de bronchite et de congestion pulmonaire s'atténuer, la dyspnée devenir moins intense et perdre son caractère paroxystique, Cette amélioration se traduit non seulement par l'amendement des troubles objectifs, toux, dyspnée, expectoration, mais encore par des modifications importantes des signes sthétoscopiques : le murmure vésiculaire se perçoit dans des points où il était très affaibli ou à peu près nul ; il devient moins rude dans d'autres points ; l'inspiration paraît plus profonde, moins humée, et l'expiration moins pénible ; les râles ronflants et sibilants, moins rapprochés et plus humides, ne rappellent plus le *bruit de tempête;* les râles sous-crépitants, ordinairement très nombreux au niveau des bases, sont moins confluents et quelquefois très disséminés.

Cette amélioration est loin d'être passagère ; elle s'accentue le plus souvent après la cessation du traitement. Aussi, les malades passent généralement l'hiver dans de meilleures conditions. Ils sont moins sujets à ces poussées de bronchite accompagnées de crises de dyspnée qui les obligeaient à garder la chambre pendant de longues semaines. Devenus moins impressionnables aux variations atmosphériques, ils peuvent sortir plus régulièrement et lutter avec avantage contre la tendance à l'embonpoint. Grâce aux meilleures conditions de l'hématose, ils voient leur état général s'améliorer progressivement et d'une façon notable. Nous pourrions, du reste, citer un bon nombre d'observations d'emphysémateux qui, après avoir suivi plusieurs cures successives à Cauterets, ont retrouvé un état de santé relative, qui leur a permis de reprendre la vie commune, alors qu'ils voyaient chaque année leur état s'aggraver par suite de la persistance de la bronchite ou de crises d'asthme.

A côté de ces résultats, nous devons mentionner ceux qui sont fréquemment obtenus chez des chevaux atteints de pousse emphysémateuse qu'on envoie à Cauterets pour faire usage de l'eau de la Raillère ou de César en boisson. Les vétérinaires du haras de Tarbes et ceux de la région ont cité de nombreux cas de grande amélioration ou même de guérison de bronchite chronique et d'emphysème amenés par l'emploi de ces eaux.

Le traitement de l'emphysème comprend la série des moyens employés dans la cure du catarrhe bronchique : boisson, humages, pédiluves, bains ou demi-bains, douches.

Le choix des sources est subordonné aux conditions constitutionnelles du sujet, et leurs applications doivent être diversement combinées pour répondre aux indications auxquelles donnent lieu le catarrhe et ses complications.

ASTHME

Nos eaux sont fréquemment appliquées, avec avantage, au traitement des principales formes d'asthme et de leurs complications habituelles. Les services qu'elles peuvent rendre se rapportent principalement à l'élément catarrhal et aux affections diathésiques qui dominent souvent l'asthme. Elles n'ont, en effet, qu'une action indirecte sur le fond de la maladie, c'est-à-dire sur l'élément nerveux. Aussi conviennent-elles plus spécialement à la forme humide, à celle dans laquelle les phénomènes de catarrhe prédominent. Elles sont, au contraire, contre-indiquées dans les asthmes nerveux secs développés chez des sujets névropathiques, chez les hystériques, en un mot dans tous les cas où les phénomènes de catarrhe sont très atténués et où les troubles nerveux jouent le plus grand rôle dans l'évolution, comme dans la manifestation de l'asthme. Toutefois nous devons faire une exception pour certains asthmes nerveux dont le développement peut être rattaché à la disparition et à la rétrocession de manifestations herpétiques ou arthritiques.

Hâtons-nous d'ajouter que l'asthme nerveux classique se présente rarement dans la pratique thermale. En effet, la plupart des asthmatiques ne viennent réclamer le bénéfice des eaux que lorsque les accès, en se répétant, ont produit un catarrhe bronchique plus ou moins prononcé ou un emphysème permanent. Dans certains cas, nous trouvons l'asthme associé à un coryza chronique à répétition, et parfois compliqué de lésions cardiaques.

La plupart de ces affections, qui forment cortège à l'asthme et qui peuvent être considérées comme sa conséquence, peuvent aussi précéder son développement. Il en est même qui peuvent exister isolément et le remplacer dans quelques cas.

Certains asthmes empruntent à leurs conditions pathogéniques une physionomie spéciale et des caractères particuliers qui en font des variétés bien définies. Ce sont les asthmes herpétiques et arthritiques qui revêtent, suivant le tempérament du sujet et ses prédispositions, tantôt la forme sèche, tantôt la forme humide.

A côté de ces deux variétés, nous devons signaler l'asthme des foins que nous avons quelquefois l'occasion de traiter à Cauterets.

Cette affection, encore mal connue dans son essence, qui a été considérée, par quelques médecins, comme un catarrhe rhino-bronchique, nous paraît présenter quelques caractères communs avec l'asthme catarrhal arthritique. Bien que l'élément catarrhal, qui se manifeste avec intensité sur toute la muqueuse des voies respiratoires, semble dominer la scène morbide, on est forcé de reconnaître que ce catarrhe généralisé se trouve sous la dépendance d'un trouble névropathique.

Ces différentes variétés d'asthme sont justiciables de nos eaux, toutes les fois que l'élément nerveux se trouve atténué et pour ainsi dire effacé par les phénomènes de catarrhe.

L'asthme est, comme l'emphysème qui l'accompagne le plus souvent, une affection tenace et parfois difficilement curable. Mais si, dans un grand nombre de cas, les eaux n'amènent pas une guérison complète, elles produisent, du moins, le plus souvent, une action palliative et même une amélioration considérable, en éloignant les accès et en diminuant leur intensité. Elles peuvent aussi arrêter le développement du catarrhe et de l'emphysème qui tendent constamment à progresser et à s'aggraver.

Les résultats qu'on retire de la cure thermale sont plutôt consécutifs qu'immédiats et demandent à être complétés par des cures suffisamment répétées. Ils sont très variables et subordonnés à la date de la maladie, à ses complications, à l'âge du sujet et à ses prédispositions individuelles.

Les eaux ne peuvent triompher de l'asthme que lorsque l'affection est récente et n'a pas encore produit de lésions caractérisées. Cette heureuse terminaison s'obtient chez les enfants plus facilement que chez les adultes, parce que leurs organes réagissent plus facilement contre les troubles respiratoires et circulatoires, qui accompagnent ou suivent l'accès, et opposent une plus grande résistance au développement des lésions organiques. Du reste, l'asthme revêt, presque toujours, dans l'enfance, la forme humide et coïncide ou alterne fréquemment avec des affections cutanées, circonstances qui réclament avec avantage l'emploi des eaux.

Chez les vieillards, l'asthme devient très tenace et difficile à amender. Il est le plus souvent défiguré par un catarrhe pulmonaire intense et un emphysème plus ou moins étendu et, dans ce cas, les indications des complications dominent celles de l'asthme.

L'influence héréditaire et la tendance aux affections broncho-pulmonaires semblent imprimer une ténacité plus grande à cette affection.

Si, comme dans l'emphysème, la complication d'une affection cardiaque ne contre-indique pas toujours l'emploi des eaux, elle exige, néanmoins, une grande prudence dans leur application.

Le traitement thermal peut être employé non seulement dans l'intervalle des accès, pour combattre le catarrhe et l'affection diathésique concomitante, mais encore il peut être dirigé avec avantage contre l'attaque elle-même. Il ne doit être employé que tout à fait au début ou au déclin de l'accès. Toutes les fois que je l'ai appliqué dans la période paroxystique des accès, j'ai vu les phénomènes nerveux et la congestion bronchique augmenter, tandis qu'en choisissant les moments de calme, j'ai pu enrayer des attaques ou hâter leur terminaison.

Le traitement employé comprend, outre la boisson, le humage et la douche révulsive.

Les eaux prises en boisson interviennent utilement pour modifier la poussée congestive et l'hypersécrétion de nature spéciale qui en est la conséquence. Dans leur action élective sur la muqueuse, elles se comportent à la manière des béchiques et des expectorants, en facilitant l'expectoration et la rendant plus fluide et plus ténue.

Le humage est un adjuvant très utile de la boisson. Non seulement, il contribue à modifier l'hyperémie bronchique et à fluidifier ses sécrétions, mais encore il agit directement, par ses effets anesthésiques sédatifs, sur les nerfs de la vie organique du poumon, en amendant les spasmes bronchiques et diminuant l'excitation fluxionnaire de la muqueuse aérienne.

Il est bon d'ajouter que le humage constitue, dans le traitement de l'asthme, un moyen thérapeutique à deux tranchants, c'est-à-dire un moyen susceptible de produire les effets les plus opposés, suivant le moment où il est appliqué. Son emploi doit être surveillé et le plus souvent suivi d'un bain de jambes à eau courante destiné à combattre, par une forte action révulsive, la tendance aux poussées congestives.

La douche révulsive, appliquée sur les extrémités inférieures, produit d'excellents effets dans le traitement de l'asthme. Elle est fréquemment employée, avec avantage, pour hâter la terminaison d'une attaque, non seulement par ses puissants effets révulsifs, mais encore par l'action, sur la muqueuse respiratoire, des vapeurs sulfureuses qui entourent le malade.

Cette douche est quelquefois mal tolérée lorsqu'elle est administrée à des sujets faibles ou très nerveux chez lesquels les réactions sont difficiles à bien régler. Dans ces cas, elle peut augmenter la congestion pulmonaire et amener un redoublement de l'accès. Il faut alors substituer le demi-bain à la douche.

PHTISIE ET TUBERCULOSE PULMONAIRES

Les découvertes bactériologiques qui ont jeté un jour si nouveau sur l'étude de la phtisie pulmonaire, en dévoilant sa nature parasitaire et infectieuse, n'ont pas sensiblement modifié l'interprétation des faits cliniques qui nous servent à établir les indications que les eaux thermo-sulfureuses peuvent remplir dans le traitement de cette affection et à nous rendre compte de leur mode d'action.

En effet, si la doctrine microbienne nous permet

de considérer, d'une façon indiscutable, la tuberculose pulmonaire comme une affection spécifique, inoculable et contagieuse, il n'en reste pas moins démontré qu'elle ne se développe que sous l'influence de conditions spéciales de l'organisme ou, en d'autres termes, que l'évolution du bacille ne peut se produire que lorsque l'organisme est suffisamment préparé par une disposition héréditaire ou par toutes les causes susceptibles de produire une déchéance physiologique plus ou moins profonde.

Comme on le voit, l'indication dominante du traitement de la tuberculose consiste à fortifier la résistance de l'organisme, c'est-à-dire à rendre les tissus organiques impropres au développement et à la prolifération du bacille. C'est ainsi qu'on s'explique l'insuffisance des résultats obtenus par les médications antiseptiques et spécifiques qui ont été préconisées dans ces derniers temps.

Bien que nos eaux ne puissent pas être considérées comme une médication spécifique ou même spéciale de la tuberculose pulmonaire, elles peuvent, cependant, remplir certaines indications thérapeutiques et contribuer à enrayer ou sinon à ralentir la marche de cette redoutable maladie.

Par leurs propriétés altérantes et reconstituantes, elles peuvent arrêter le mouvement de dénutrition, relever l'état général et modifier certaines conditions constitutionnelles tributaires du lymphatisme, de la scrofule ou de l'anémie qui ont pu favoriser le développement du processus tuberculeux.

Elles peuvent aussi intervenir utilement, lorsque la phtisie est compliquée d'une affection diathésique qui exerce une certaine influence sur sa marche et sa physionomie. On peut même dire que la coexistence d'une diathèse fortifie presque toujours l'indication de la médication sulfureuse et augmente ses chances de réussite.

Nous utilisons quelquefois les propriétés altérantes et reconstituantes de nos eaux, pour obtenir une action générale, prophylactique, chez les sujets menacés de tuberculose, soit par une dyscrasie diathésique, soit par une influence héréditaire ou une prédisposition pathologique.

Outre ces indications se rapportant à l'état général, nos eaux sont susceptibles de remplir d'autres indications non moins importantes et relatives à l'état local. Elles diminuent, en effet, l'excitation fluxionnaire que provoquent les foyers caséeux ou tuberculeux et exercent une action résolutive sur le catarrhe bronchique et sur les engorgements congestifs ou inflammatoires qui accompagnent la phtisie et jouent un rôle important dans l'évolution de ses produits.

Les eaux n'exercent pas une action directe et destructive sur le bacille, mais elles atténuent les actes pathologiques qu'il réveille autour de lui. Elles ont aussi pour effet, en les dégageant de leurs complications, de permettre aux lésions pulmonaires de s'immobiliser et de tendre à la guérison, soit par le mécanisme d'une métamorphose scléro-fibreuse ou celui d'un dépôt crétacé ou même d'un véritable enkystement.

Ces divers modes de guérison que l'anatomie pathologique nous a révélés sont confirmés par l'observation clinique. Il n'est pas rare, en effet, de voir, sous l'influence de la médication sulfureuse, des phtisies limitées se modifier considérablement et subir un temps d'arrêt très marqué. Ces améliorations qui se manifestent, au double point de vue général et local, par le retour des forces et d'un certain embonpoint, et aussi par des signes qui indiquent l'absence de tout travail actif (matité, souffle sec), demandent à être complétés et consolidés par des cures successives.

Après avoir montré, d'une façon générale, les indications de nos eaux, nous devons maintenant déterminer les cas dans lesquels elles sont utilement appliquées, c'est-à-dire en préciser l'opportunité.

Les distinctions à faire pour établir les indications du traitement sont relatives à la forme de la maladie, à sa marche, à son étendue et à ses complications.

Nos eaux sont surtout indiquées dans les formes torpides, dans les phtisies développées sur des sujets lymphatiques ou scrofuleux, peu excitables, dans les formes catarrhales liées à l'herpétisme, à la syphilis ou à l'arthritis, et enfin dans la phtisie locale des vieillards. Elles doivent être proscrites dans les cas de phtisies développées sur des sujets congestifs qui se compliquent fréquemment d'état inflammatoire et de fluxions pulmonaires.

La médication sulfureuse est également contre-indiquée dans la phtisie sèche, nerveuse, compliquée d'éréthisme. Cette forme, qui se montre chez des sujets faibles et nerveux, est caractérisée par une toux sèche, des points névropathiques, la fréquence de la fièvre et par la tendance aux fluxions hémorragiques.

Nos eaux ne sont pas contre-indiquées, d'une façon absolue, dans tous les cas compliqués d'éréthisme. Nous croyons, en effet, avec Pidoux, qu'on peut distinguer l'éréthisme lié à l'état constitutionnel, de l'éréthisme que présentent quelquefois les lésions locales. On peut encore retirer quelques avantages de la médication thermale, en la limitant à la boisson et à quelques demi-bains, chez certains sujets névrosiques irritables, lorsque les lésions organiques ne semblent pas participer à l'irritabilité générale.

On doit, au contraire, proscrire tout traitement thermal, toutes les fois que les lésions présentent un état éréthique particulier qui leur a fait appliquer, avec juste raison, l'épithète de *noli me tangere*.

La phtisie est une affection qui marche par saccades ; nous savons qu'elle présente des périodes d'acuité, d'exacerbations séparées par des intervalles de calme, de ralentissement dans le travail pulmonaire. La médication doit être suspendue pendant les périodes d'aggravation et toutes les fois qu'il se produit des accidents aigus. Aussi doit-on la proscrire dans les phtisies aiguës, dans les phtisies à marche rapide, compliquées d'éréthisme nerveux ou sanguin, dans lesquelles les périodes d'activité se succèdent pour ainsi dire sans interruption.

Elle est indiquée dans les phtisies à marche lente et chronique, et elle ne doit être administrée que lorsque la maladie présente des temps d'arrêt et quand le travail morbide du poumon ne réveille, dans l'organisme, que des troubles généraux peu intenses.

Les eaux agissent avec d'autant plus d'efficacité que les lésions pulmonaires sont plus limitées. Si les granulations tuberculeuses sont disséminées dans toutes les parties de l'organe et, à plus forte raison, si les deux poumons sont envahis par la maladie, les eaux peuvent exercer une influence nuisible, parce qu'il est bien difficile, dans ces cas, de maîtriser l'excitation générale et locale et d'empêcher les effets substitutifs de dépasser une certaine limite. Il va sans dire que lorsque la maladie est arrivée à la période cachective, colliquative, lorsqu'il ne reste plus de forces réactionnelles, les eaux ne ne peuvent que précipiter la terminaison funeste.

Ces diverses considérations, basées sur la forme, la marche et l'étendue des lésions, ont une importance beaucoup plus grande, au point de vue des indications, que celles qui sont relatives aux périodes classiques de la maladie. On voit, en effet, certains malades, atteints de phtisie au premier degré, qui ne peuvent supporter la moindre excitation thermale, sans éprouver des phénomènes de congestion ou d'inflammation, tandis que d'autres, atteints de cavernes, avec conservation des forces et d'un certain embonpoint, retirent de bons effets de la médication thermale. Il est certain que l'affection tuberculeuse présente différents degrés d'intensité qui ne sont pas toujours en rapport avec le degré d'altération auxquelles sont parvenues les lésions anatomiques. Il semble, dans certains cas, que l'affection soit cantonnée dans le poumon et que l'économie se soit habituée aux altérations pulmonaires. Ce sont précisément les cas sur lesquels les eaux exercent une action plus rapide et plus complète.

Les complications de la phtisie peuvent donner lieu à des indications particulières. Nous avons déjà dit que la coexistence d'une autre diathèse constituait souvent une condition favorable à l'application du traitement thermal. Les eaux peuvent alors, non seulement agir sur le fond diathésique, mais encore provoquer des manifestations extérieures de la diathèse concomitante capables de produire, dans bien des cas, un notable amendement des accidents pulmonaires. Cette heureuse influence s'explique très bien, quand on voit certaines phtisies se développer ou s'aggraver à la suite de la suppression d'un flux habituel, d'une sueur aux pieds, d'hémorroïdes ou de la disparition brusque d'une dartre ou d'une fluxion arthritique. Or tous ces accidents, qui sont plus ou moins liés à une affection constitutionnelle diathésique, sont susceptibles de reparaître sous l'influence de nos eaux.

C'est ainsi que nous comprenons les actions antagonistes que les eaux peuvent déterminer; mais il nous est bien difficile d'admettre la théorie de l'antagonisme, basée sur la transformation des diathèses, que Pidoux a développée dans son remarquable ouvrage sur la phtisie.

L'hémoptysie doit généralement faire suspendre l'usage des eaux. Bien que j'aie vu, dans quelques cas de phtisies au début, des hémoptysies légères paraître céder à leur emploi, je suis convaincu qu'elles peuvent être le plus souvent nuisibles. En effet, l'hémoptysie est presque toujours due à la rupture d'un vaisseau plus ou moins altéré dans sa structure ou à une extravasation résultant d'un mouvement fluxionnaire du poumon. Dans ces deux cas, on doit redouter l'action excitante générale et locale de la médication qui peut augmenter les phénomènes congestifs et favoriser l'exsudation sanguine.

Quant aux hémoptysies qui se produisent dans le cours du traitement thermal, elles doivent être attribuées, le plus souvent, à des influences étrangères à l'action des eaux. Les hémoptysies thermales sont, d'ailleurs, plus rares qu'on ne croit et beaucoup moins graves (lorsque le traitement a été bien dirigé) que celles qui se produisent spontanément et qui se rattachent souvent à des poussées congestives ou inflammatoires péri-tuberculeuses. Elles cèdent habituellement d'elles-mêmes au bout de quelques jours de repos.

La fièvre constitue une contre-indication absolue à l'emploi des eaux, lorsqu'elle est liée à l'hecticité ou lorsqu'elle est due à une éruption tuberculeuse ou à un travail actif de ramollissement des produits pneumoniques. Les eaux doivent aussi être écartées dans tous les cas où la continuité et l'intensité de la fièvre ne sont pas en rapport avec les désordres locaux, parce qu'on doit toujours craindre, dans ce cas, l'explosion rapide d'une infiltration miliaire. Lorsque la fièvre est irrégulière, peu intense et qu'elle ne paraît pas se rattacher à un état inflammatoire du poumon, on peut encore recourir à la médication thermale.

La coexistence d'une phtisie laryngée est une condition peu favorable à l'emploi des eaux, d'abord parce qu'elle indique une tendance à la généralisation de la tuberculose et ensuite parce que les lésions laryngées ont, d'après les idées régnantes, une grande facilité à se raviver et s'aggraver sous l'influence de l'excitation thermale. Bien que nous ayons obtenu quelques succès dans le traitement de cette affection par les eaux de la Raillère, nous croyons, néanmoins, que ces eaux doivent être uniquement appliquées aux cas anciens et à marche lente dans lesquels les lésions laryngées, bornées à la muqueuse et aux cordes vocales (sans altération des cartilages), ne présentent aucun signe d'éréthisme et aucune tendance à l'œdème inflammatoire.

Le traitement thermal de la phtisie consiste principalement dans la boisson, les humages et les douches révulsives. On emploie quelquefois les demi-bains, les pédiluves à eau courante et rarement les bains entiers.

L'eau en boisson doit être administrée d'abord à petites doses, puis à doses progressivement croissantes et le plus souvent fractionnées.

C'est l'eau de la Raillère que nous prescrivons dans le plus grand nombre de cas, parce qu'elle détermine des effets pathogénétiques plus modérés et plus faciles à régler que ceux de sa congénère.

Son action élective ne se borne pas à des effets de stimulation de la circulation capillaire et de l'innervation des muqueuses ; elle produit des effets plus profonds qui se lient à la suractivité vitale qu'elle imprime aux éléments anatomiques du poumon. Ce sont ces modifications apportées à la vitalité et aux phénomènes intimes de nutrition de l'organe, qui permettent aux parties qui avoisinent les foyers tuberculeux de résister à l'infection bacillaire et de réagir favorablement contre le travail morbide (congestion, inflammation, exsudats) dont elles sont le siège.

Cette action spéciale et complexe, exercée sur l'or. gane pulmonaire, est puissamment secondée, dans ses résultats consécutifs, par l'action tonique et reconstituante imprimée à l'économie. Il est bon d'ajouter que l'eau de la Raillère constitue, comme un grand nombre d'eaux sulfureuses, un médicament à longue portée. Ses effets thérapeutiques s'accentuent et se complètent, le plus souvent, pendant plusieurs semaines après la cessation du traitement.

Le humage contribue à produire de bons résultats dans le traitement de la tuberculose, lorsqu'il est opportunément appliqué. Il convient d'une façon spéciale, aux formes catarrhales et principalement à la scrofulotuberculose. Ses effets dérivent, comme nous l'avons montré, de l'action émolliente de la vapeur d'eau sur la muqueuse bronchique et de l'action hyposthénisante et sédative du gaz sulfhydrique sur les nerfs de la vie organique du poumon. Ils se combinent avec ceux de la boisson pour amener une action comparable à celle des médicaments béchiques et expectorants.

Les vapeurs sulfureuses peuvent aussi être considérées comme un agent de désoxygénation agissant à la manière des balsamiques. Elles soustraient à l'action comburante de l'air les parties vives et enflammées ; elles diminuent la production du pus et des parties putréfiées ; elles exercent une action destructive sur ces mêmes parties et les empêchent d'être résorbées.

Par ces différentes actions, elles peuvent prévenir la cachexie qui tend à se produire sous l'influence de la résorption des produits tuberculeux amenant l'infection de l'économie.

Les bains de pieds à eau courante et les douches révulsives constituent un adjuvant utile du traitement. Celles-ci agissent, non seulement par la révulsion qu'elles opèrent, mais encore et surtout par l'inhalation de la vapeur d'eau et des gaz qu'elles laissent dégager.

Les bains et les demi-bains sont quelquefois employés pour produire une action révulsive et dérivative sur le système cutané dans certains cas de phtisies liés à la syphilis ou à l'herpétisme, et lorsque la douche révulsive est mal supportée.

Ce traitement demande à être administré avec modération et approprié aux différents cas. Il est bon de le limiter à la boisson, dans les premiers jours, afin de tâter l'impressionnabilité du malade et d'agir ensuite en conséquence. Il ne faut pas oublier, en effet, que la médication sulfureuse constitue un moyen à double tranchant, et qu'elle peut produire des effets funestes dans la phtisie, si elle n'est pas appliquée à propos. Il est prudent d'écarter toute action perturbatrice et de modérer l'excitation thermale de façon à maintenir les effets substitutifs dans des limites pour ainsi dire thérapeutiques. Dans les cas compliqués de tuberculose laryngée, on doit réduire autant que possible le traitement local afin d'éviter les réactions congestives de la muqueuse du larynx qui précipitent souvent la marche des lésions de cet organe.

APPENDICE

TABLEAU INDIQUANT LES PROPORTIONS DES PRINCIPES CONTENUS DANS LES SOURCES SULFUREUSES DE CAUTERETS
d'après les analyses MM. FILHOL et RÉVEIL.

NOMS DES SOURCES	SULFURE de sodium	HYPOSULFITE de soude	SULFURE de fer	CHLORURE de sodium	CHLORURE de potassium	CARBONATE de soude	SULFATE de soude
César	0,0239	»	0,0004	0,0178	trac.	trac.	0,00
Espagnole	0 0281	»	0 0005	0 0706	id.	id.	0 00
Pauze-Vieux	0 0189	»	0 0005	0 0779	id.	id.	0 00
Rocher	0 0130	0,0004	»	»	»	»	»
Raillère — Source chaude	0 0177	»	traces	0 0898	trac.	trac.	0 04
Raillère — Source tempérée du sud	0 0177	»	id.	0 0003	id.	id.	0 00
Le Pré	0 0170	»	»	»	»	»	»
Petit St-Sauveur — Source vieille	0 0135	0 0010	»	»	»	»	»
Petit St-Sauveur — Source nouvelle	0 0012						
Mauhourat	0 0165	»	0 0004	0 0800	trac.	trac.	0 00
Les Yeux	0 0179	»	»	»	»	»	»
Œufs — Source A ou 2e Mauhourat	0 0111	»	0 0004	0 0874	trac.	trac.	0 01
Œufs — Source B ou de la Galerie	0 0111	»	0 0004	0 0912	id.	id.	0 01
Œufs — Source C ou de la Cascade	0 0117	»	0 0002	0 1036	id.	id.	0 010
Œufs — Source D ou supér.	0 0182	»	0 0002	0 0112	id.	id.	0 012
Œufs — E ou du Rocher	0 0109	»	0 0002	0 0865	id.	id.	0 016
Œufs — F ou du Gave	0 0134	»	0 0002	0 0914	id.	id.	0 00
Bois — Source chaude	0 0107	0 0062	traces	0 0746	id.	id.	0 036
Bois — tempérée	0 0075	0 0055	id.	0 0528	id.	id.	0 0492

NOMS DES SOURCES	SILICATE de soude	SILICATE de chaux	SILICATE de magnésie	PHOSPHATE de chaux	PHOSPHATE de magnésie	BORATE de soude	IODURE de sodium	FLUOR	SILICE	MATIÈRE organique	GAZ AZOTÉ	TEMPÉRATURE aux griffons
César	0,0656	0,0151	0,0007	trac.	trac.	trac.	trac.	trac.	»	0,0150	22 33	48°c 4
Espagnole	0 0648	0 0470	0 0007	id.	id.	id.	id.	id.	»	0 0482	22 30	48 20
Pauze-Vieux	0 0456	0 0305	traces	id.	id.	id.	id.	id.	»	0 0464	21 65	43
Rocher	»	»	»	»	»	»	»	»	»	»	»	30
Raillère — Source chaude	0 0031	0 0034	traces	trac.	trac.	trac.	trac.	trac.	0,0195	0 0350	22 30	38 7
Raillère — Source tempérée du sud	0 0080	0 0006	id.	id.	id.	id.	id.	id.	0 0316	0 0350	23 10	37 5
Le Pré	»	»	»	»	»	»	»	»	»	»	»	48
Petit St-Sauveur — Source vieille	»	»	»	»	»	»	»	»	»	»	»	31
Petit St-Sauveur — Source nouvelle												33
Mauhourat	0 0625	0 0450	0 0007	trac.	trac.	trac.	trac.	trac.	»	0 0460	23 90	30
Les Yeux	»	»	»	»	»	»	»	»	»	»	»	31
Œufs — Source A ou 2e Mauhourat	0 0485	0 0452	0 0006	trac.	trac.	trac.	trac.	trac.	»	0 0525	27 15	55
Œufs — Source B ou de la Galerie	0 0716	0 0235	0 0003	id.	id.	id.	id.	id.	»	0 0132	20 90	
Œufs — Source C ou de la Cascade	0 0676	0 0283	0 0002	id.	id.	id.	id.	id.	»	0 0414	23 80	
Œufs — Source D ou supér.	0 0461	0 0327	0 0003	id.	id.	id.	id.	id.	»	0 0610	29 20	
Œufs — E ou du Rocher	0 0836	0 0258	0 0002	id.	id.	id.	id.	id.	»	0 0410	22 80	
Œufs — F ou du Gave	0 1213	0 0222	0 0003	id.	id.	id.	id.	id.	»	0 0495	22 50	
Bois — Source chaude	0 0102	0 0453	traces	id.	id.	id.	id.	id.	0 0283	0 0360	24 10	43 3
Bois — tempérée	0 0047	0 0607	id.	id.	id.	id.	id.	id.	0 0058	0 0340	23	

TABLE DES MATIÈRES

APPENDICE

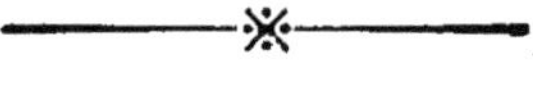

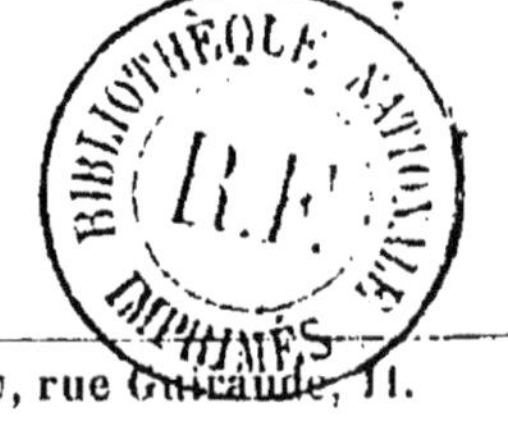